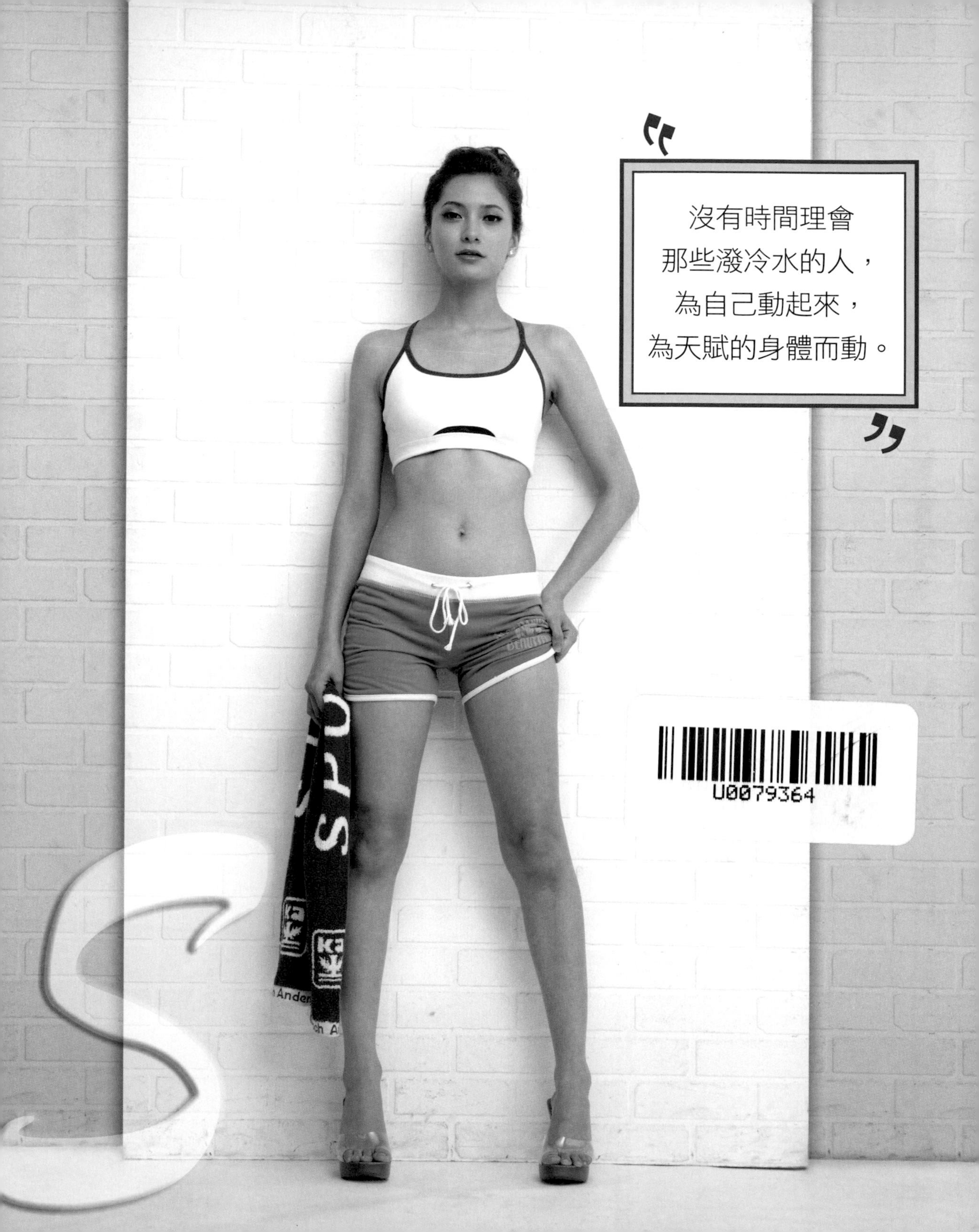
沒有時間理會
那些潑冷水的人，
為自己動起來，
為天賦的身體而動。
SPO
U0079364

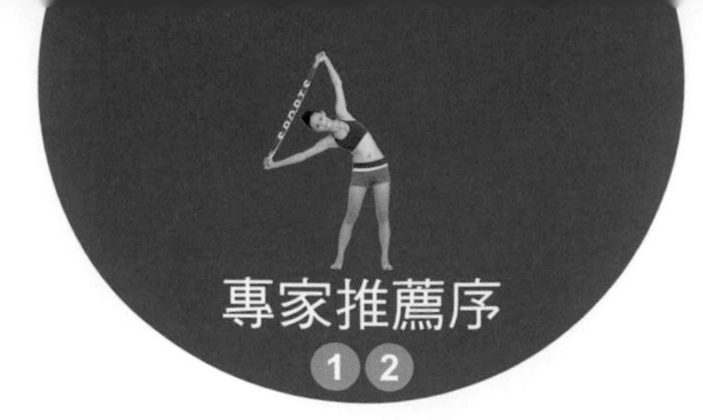

專家推薦序 1 2

「塑身，就從毛巾操×飲食出發！」

多年前，我和呂紹達醫師一起在長庚體系醫院工作而認識，也因呂醫師的優秀表現而對他印象深刻。但最讓我訝異的是，經過十多年，至今歲月並沒有在他身上留下痕跡，在好奇的詢問下，才得知原來他謹守「毛巾操」與「輕食料理」的養生之道。

而呂醫師的新書《史上最強！S曲線塑身毛巾操》，也正是以簡單且效果佳的毛巾操及飲食兩大方面出發，將其專業、正確而有效的知識與方法告訴讀者，內容不但提供「自我身型狀況檢測」的方法、介紹醫學最新減肥知識，**更針對「女性最想雕塑的4大部位」設計出24個燃脂雕塑毛巾操動作，再搭配正確的飲食原則，讓大家知道「擁有S型曲線」的健美秘訣**，的確是一本適合現代女性進行燃脂減重、雕塑曲線的實用書籍！

基於以上原因，我真心推薦呂醫師的《史上最強！S曲線塑身毛巾操》，也期盼所有想減重、雕塑的朋友們，都能**選擇健康又讓人快樂的塑身方法**，並善用本書的操式和最新資訊。相信只要循序漸進、持之以恆，一定能在最短的時間內擁有健康的身體和漂亮的身材，讓「性感曲線」為妳的自信人生加分！

專業營養師 謝宜芳

「適合全齡女性，隨時隨地愉快練習！」

呂紹達醫師和我同屬一個杏林家族，從小就知道堂弟紹達的父親是位非常懂得養生的長輩，生活起居飲食相當規律且崇尚自然，相信他亦是在這樣的陶冶之下，發展出對大自然的敬從而身體力行，並運用於行醫的道路上。

呂醫師將這套毛巾操結合呼吸吐納，設計不同操式運用在瘦身、拉筋方面，獲得許多病患、讀者的迴響。如今，第三本大作《史上最強！S曲線塑身毛巾操》更是**針對整體雕塑、局部瘦身，或是過瘦、沒有肌力者而打造的全新操式**，將毛巾操更進化，推廣給更多人受惠！

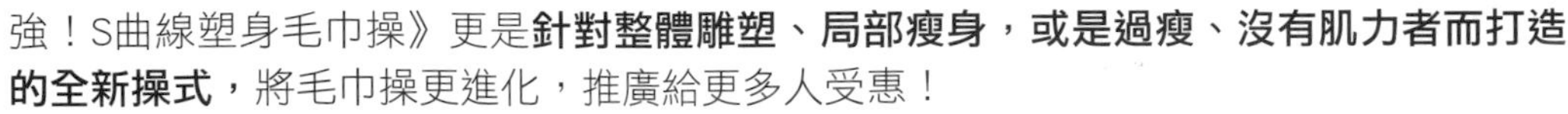

身為醫師，我期待大眾預防保健的觀念越來越正確，減少用藥量；更希望大家能透過運動、飲食達到預防保健，維持身體健康。而毛巾操適合全齡、隨時隨地都能練習。我衷心鼓勵大家，用最簡單的道具、最健康的方式，獲得更美好的身心與生活品質。

新竹縣醫師公會理事長 呂紹仁

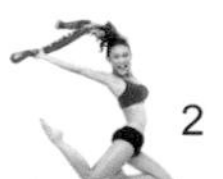

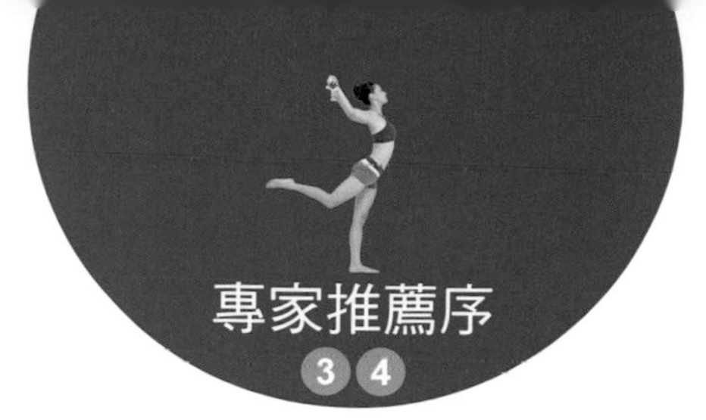

「從內而外，讓體態更緊實年輕！」

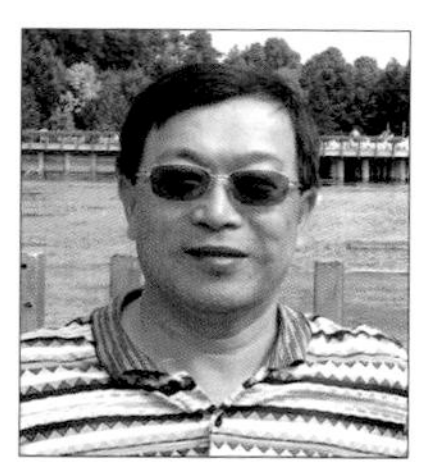

與呂醫師相識許久，之前我因肩膀疼痛、手舉不起來而困擾多時，這也是身為眼科醫師的職業傷害。呂醫師建議我做毛巾操可以改善長期的痠疼問題，於是我便和內人一起向他請教做毛巾操的要領。

呂醫師針對肩頸問題，建議我做「背後直拉」、「手臂後抬」動作（P75、76），看似簡單，卻能深達要害，讓原本緊繃的肩頸都完全舒展！內人更因為勤做毛巾操，使原本腰痠背痛的舊疾轉好，並**藉由做操拉筋的作用深達肌肉內部，使得身體的線條得以修飾，體態更加緊實年輕。**毛巾操真可謂健身又健美的雙效運動！

呂醫師自推出第一本毛巾操，到現在第三本大作《史上最強！S曲線塑身毛巾操》，都以其專業醫學知識為基礎、淺顯易懂的文字表達，讓越來越多人認識毛巾操的驚人功效。因此，秉持著濟世的精神與分享的喜悅，將本書推薦給您，希望您無論是想健身或是瘦身，都能從此書獲得最好的方向與指導。

苗栗縣醫師公會理事長 陳晟康

「奔向健美的標竿達陣！」

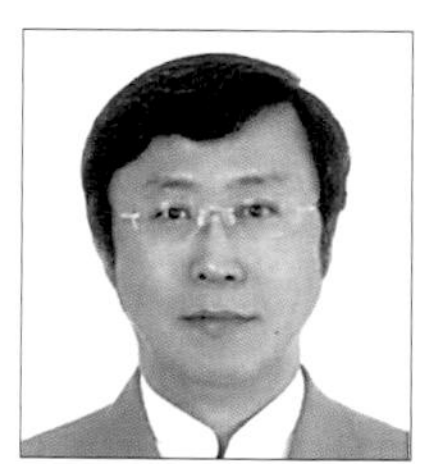

身為有臨床經驗近三十年的復健醫師，深刻感受現代人的很多疾病皆源於肥胖。如今，一切講求效率的時代，大家在減胖這件事上亦復如此，希望不必透過飲食控制和運動，藉著藥丸就可達到目的，這是急需導正的。

本書作者呂紹達醫師，即針對此主題提出精闢的見解，利用做簡易的毛巾操及正確飲食觀念，幫助讀者建立正確的態度，並提供**用最簡單的道具、最經濟的方式，教導大家達到健身美體的訴求**，值得大家品讀之餘身體力行。祝福每一位讀者在本書的指引下，忘記背後，努力面前，向著健美的標竿直跑，成功達陣！

桃園縣醫師公會理事長 李紹誠

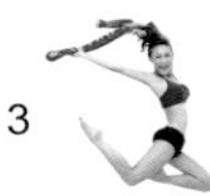

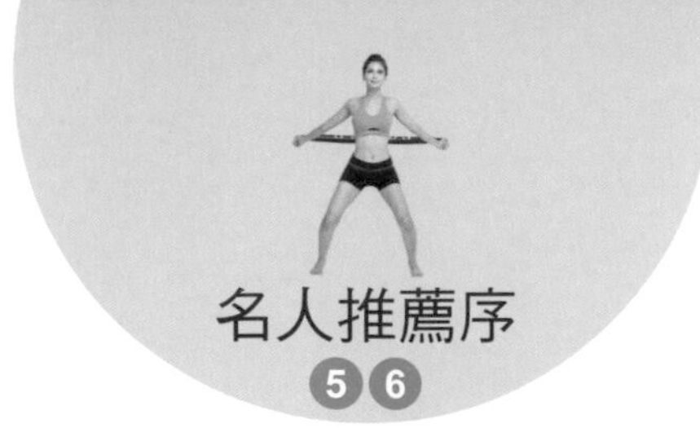

名人推薦序 5 6

「毛巾操造福妳的健康與美麗！」

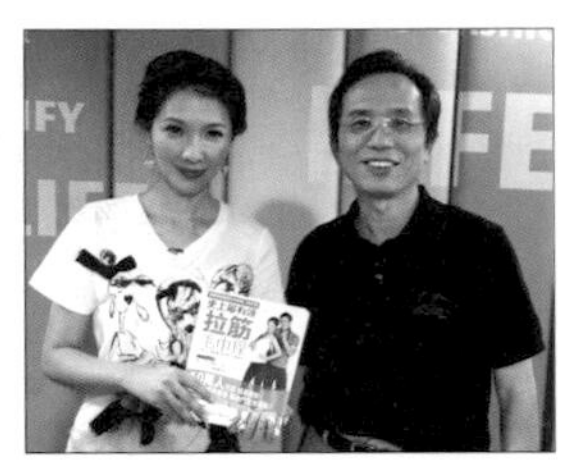

與呂紹達醫師結緣，是他曾來到我主持的節目接受採訪，當時探討的主題，正是他所推廣、且迴響不斷的「瘦身毛巾操」、「拉筋毛巾操」。在錄影過程中，呂醫師不僅暢談個人實踐毛巾操的經歷與成效，也當場示範動作，帶著現場來賓、記者和工作人員一起體驗毛巾操的魅力，讓大家都印象深刻！而**節目播出後，觀眾的熱烈反應，也讓我們深切體認到「毛巾操」的魅力！**

近來，很高興得知呂醫師推出新書——《史上最強！S曲線塑身毛巾操》，本書內容著眼於女性朋友最關心的身材問題，並針對燃脂減重、雕塑線條等需求，提出專門的毛巾操動作，相信必能造福更多讀者和觀眾！——在此，我謹恭喜呂醫師的新書上市，也誠摯將這本書推薦給每一位需要的「妳」！

資深媒體人 林書煒

「痠痛、皮膚、泌尿問題，也一併改善！」

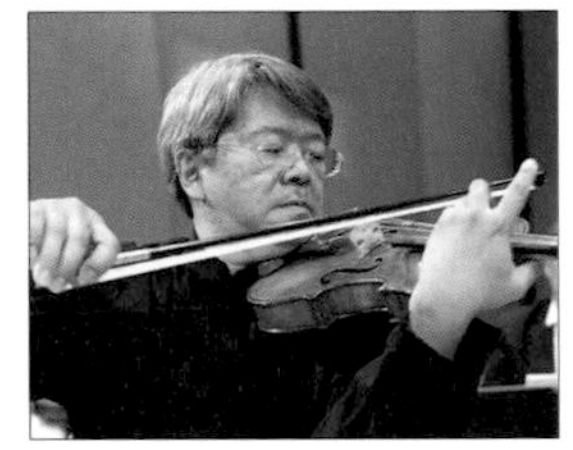

我是小提琴教師，會認識呂紹達醫師，是看到電視節目邀他介紹「瘦身毛巾操」。我因為長期拉琴一直有肩頸痠痛的困擾，因先前也聽聞過毛巾操瘦身、拉筋等綜效，便到竹東找呂醫師求診。呂醫師幫我做詳細的健康檢查，從血壓偏高、皮膚、泌尿問題都一併關注到了；針對我的職業痠痛，他還親自教授幾招毛巾操，**才做5分鐘就感覺很舒暢，原本緊繃的地方也放鬆了！**現在我在教課之前，都會要求學生「拉拉」毛巾操，並叮嚀他們回家也要經常練習。

毛巾操非常簡單易學，女性朋友看呂醫師的新書《史上最強！S曲線塑身毛巾操》，其針對健美塑身更是一大福音！書上並附光碟示範，每個人都能很快看懂並輕易上手。在此，我誠摯推薦大家——**多做毛巾操，維護健康，保持身材！**

國立台北藝術大學音樂系教授 簡名彥

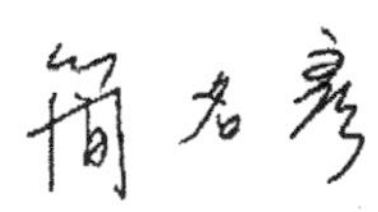

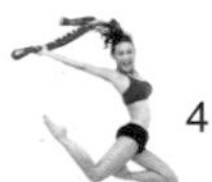

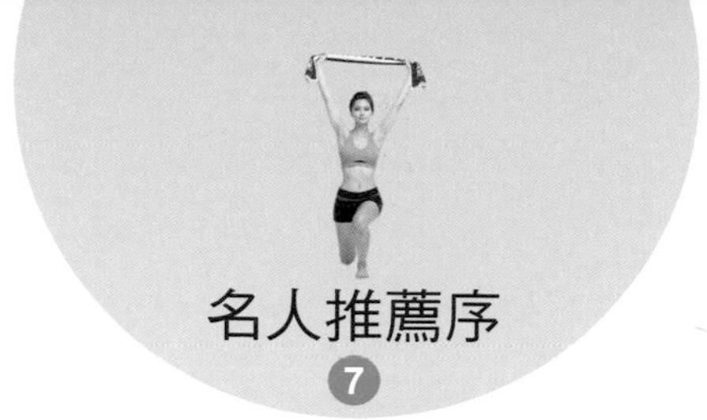

名人推薦序 7

「我正在體驗：這復古又超夯的健美運動！」

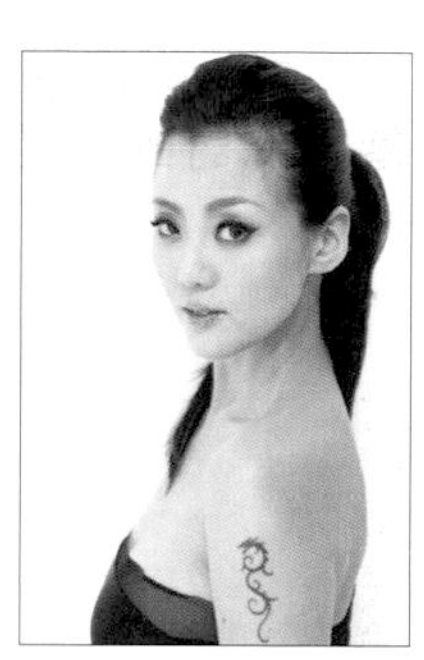

身為藝人，平常為了保持身材接觸很多燃脂、纖體產品，但每當有新的產品上市，我為求慎重行事，都會向醫生朋友請教，而得到的結論經常是：某些纖體產品固然可以試試看，但要保持「不復胖」的不二法門，還是「運動＋飲食控制」。

成年以前我住在加拿大，西方的飲食習慣讓我養成了「易胖體質」，加上我又超熱愛吃美食，所以回到台灣當藝人之後，就要比別人更嚴格控制體重。我試過各式各樣的纖體產品，工作很忙時，也只好在半夜上健身房，而朋友們對我的印象，總是在胖胖瘦瘦之間輪迴。現在我體悟到一個真理，那就是：**「不管是飲食控制還是做運動瘦身，都必須自然、容易做，才能長久保持不復胖！」**

最近，朋友介紹我做超夯的「毛巾操」，說實在的，這真是一個「復古」的運動，但這個運動對我來說很方便，因為藝人工作時間常不固定，要培養運動習慣很困難。而「毛巾操」可以在零碎空檔、看電視時、睡覺前做，而且很容易嘗試！加上動作簡單又有明顯拉伸的效果，常常沒做幾下就開始冒汗，**甚至當強度增強時，還會有喘的感覺，更讓我相信它肯定是一種可以維持身材的簡便運動！**

親愛的妳，就讓我們從一條毛巾開始，減輕體脂肪、擁有好線條，大家一起來做操、變性感吧！

廣播主持人．歌手　盧春如

作者序

「究竟，如何打造完美曲線？」

記得三個月前，一位住在外縣市的病人，在書店裡看到了我的第一本瘦身書後，得知我在新竹開設減重門診，因此隔天遠從中部北上而來。在問診的過程中，這位女士訴說著之前所嘗試過的減重方法及成效，除了效果不彰之外，也花了不少冤枉錢。

由於她無法經常回來看診，所以我除了教導她正確的飲食方法外，也鼓勵她每天勤做毛巾操。前幾天，她帶著女兒來診所，我相當驚喜，因為她看起來比起病歷上記載的年齡至少年輕了10歲。

三個月後的現在，她和女兒站在一起，從母女檔變成了姊妹檔，再次證明了瘦身毛巾操的驚人效果！

最近，我常受邀到一些上櫃公司演講推廣毛巾操，常常有「看起來」不胖的女職員私下問我：如何加強瘦小腹、瘦臀圍，或是甩掉夏日擾人的蝴蝶袖等問題，可以感受到，大家對「瘦身」的觀念和要求已經進化、精緻化了！

原來，很多人不只想瘦身，更想擁有窈窕的曲線，這也促成了繼《史上最有效 瘦身毛巾操》和《史上最有效 拉筋毛巾操》後，再度推出本書《史上最強！S曲線塑身毛巾操》的動機。

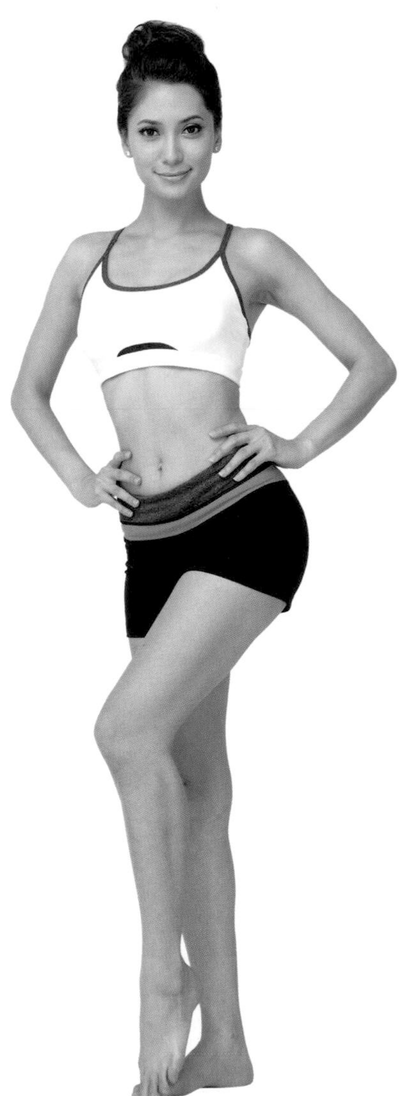

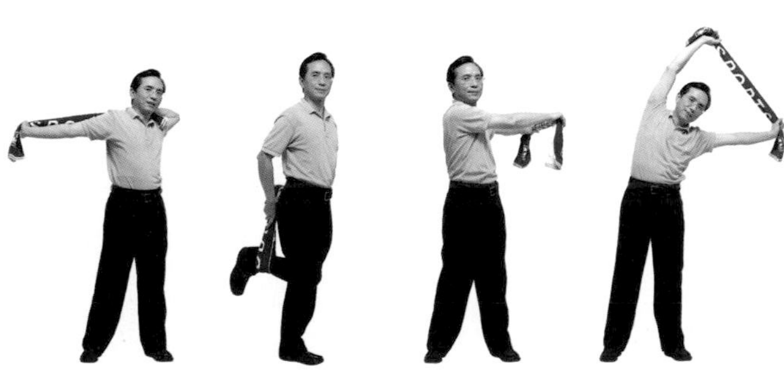

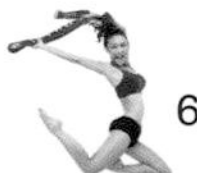

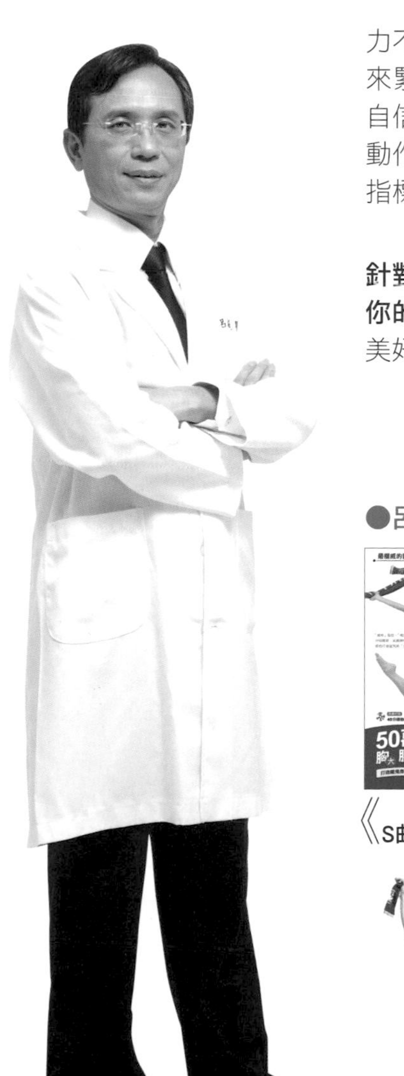

本書特別針對女性，從頭到腳不同部位的肥胖、肌力不足的問題，設計不一樣的燃脂、雕塑毛巾操招式，來緊實肌肉並打造完美「黃金S曲線」。尤其女性展現自信魅力的四大部位——胸、腰、臀、腿，都一一加強動作示範，在做操伸展的維持時間、次數上有更強力的指標，塑身的效果自然也會更明顯。

希望本書的出版，提供你完全客製化的運動選擇，**針對想特別雕塑的部位來減掉脂肪、強化肌肉線條，讓你的身材年齡遠遠戰勝身份證上的數字**，獲得一個自信美好的身心生活！

呂紹達 謹誌

●呂紹達醫師毛巾操系列著作：

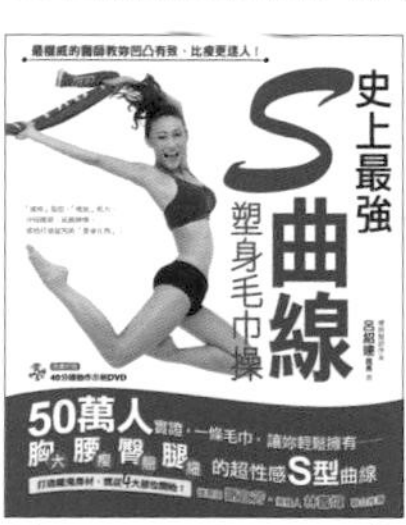

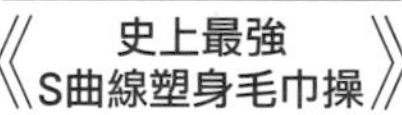
《史上最強 S曲線塑身毛巾操》

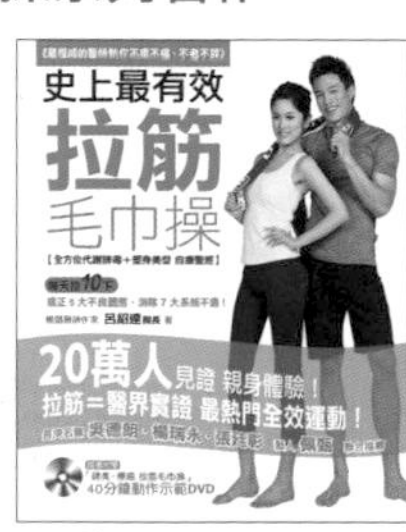

《史上最有效 拉筋毛巾操》

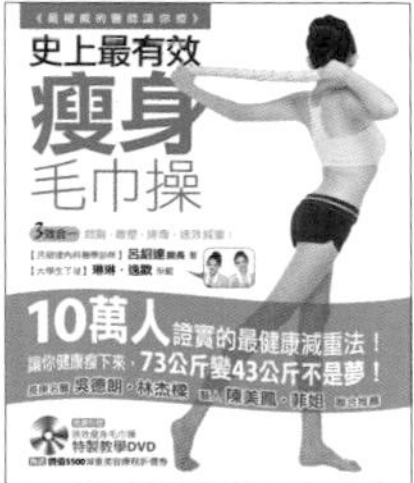

《史上最有效 瘦身毛巾操》

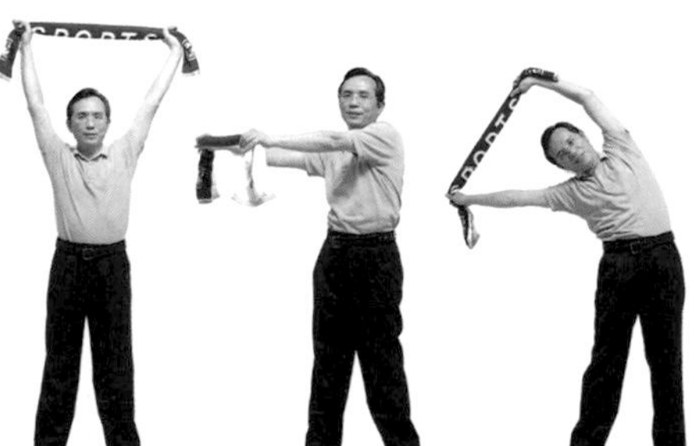

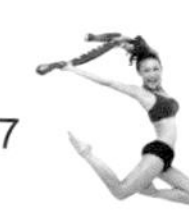

模特兒★思妮：

{簡單的達到伸展和深度！}

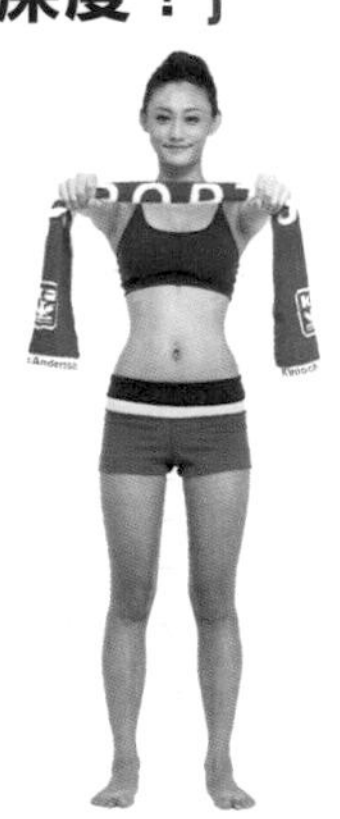

「我有學習舞蹈，運動對我並不難。現在比較毛巾操，它的招式很簡單，精準度和效果卻很深刻；當妳正確的伸展和維持，關節筋絡會完全舒展，肌肉開始有強度，線條可以拉伸到以前沒見過的程度。可以說**毛巾操是能簡單隨做、也能挑戰自我潛能的好運動**。越是簡單的事情，往往越不簡單喔！」

模特兒★Mona：

{變瘦只是順便，我愛S曲線！}

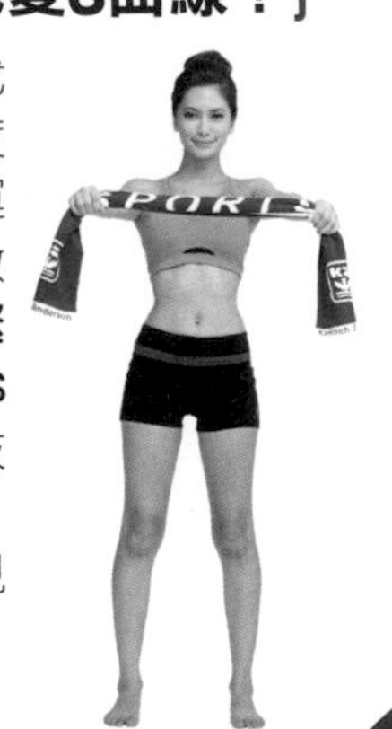

「從事模特兒工作，我很注意維持身材纖瘦，適度控制飲食，也會上健身房運動。不過除了體重計上的數字，**我更喜歡身上的肌肉緊實、有線條，三圍凹凸有S曲線**。而在鏡頭前面，四肢體態擺pose也要自然協調，拍完本書毛巾操動作，發現它對身體的彈性很有幫助，我會繼續練習！」

體驗者見證　讀者・民代・模特兒 實做真話！

粉領OL★余蕙菁：

{伴娘啟示錄：終於不復胖！}

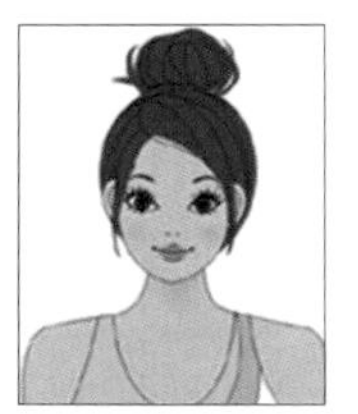

「我本身是易胖體質，上班以來作息飲食不正常，曾經胖到70幾公斤，可是身高只有158公分；28歲以後，更感受到新陳代謝變慢的殘酷事實，尤其雄厚的上半身更難減，不斷地減了又胖！直到近期有位朋友邀我當伴娘，找遍禮服店都沒有適合的衣服，讓我決心減肥！而透過網路搜尋，我來到呂醫師的診所。

醫師幫我做全面檢查，針對體質開藥方，叮嚀吃東西每次要咀嚼至少20次，同時教我**「輕運動」毛巾操和慢跑，搭配適量的無氧運動，讓我瘦更快，線條也比較緊實。**醫師定期根據我的減重狀況調整處方，且每三個月抽血檢驗。自從用對方法減重，我現在維持50幾公斤，身體更健康，連皮膚也更好了！」

新手媽媽★張秀俐：

{產後發胖半年減10公斤！}

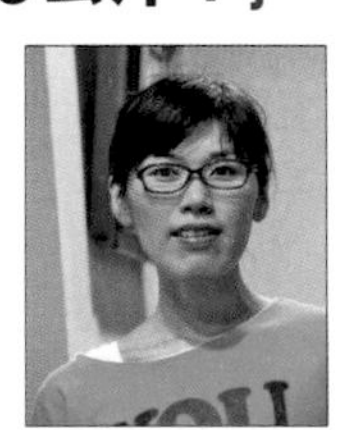

「從小到大，我一直是個胖子，不愛運動，只愛垃圾食物、團購美食，最胖時有113公斤，直到進社會上班，才慢慢減重；也還好有身高優勢，讓我嫁得出去。因為怕自己像媽媽產後就永遠胖，我懷孕時買了超貴的塑身衣；坐月子時什麼也不敢吃，但產假兩個月後還是73公斤，偏偏產後才沒辦法克制食慾，大吃了一年多，胖回連以前最大號的褲子都快穿不下！

有一天在書店看到呂醫師的書而來找他，**我不愛運動，但做毛巾操還可以，每週做操4天，每天認真做30分鐘，身型越來越棒，大腿也不鬆垮變有肌肉**，加上實踐慢食，這半年來我已經減10公斤。感謝呂醫師，讓我知道運動減重可以這麼簡單，時間很彈性，還有DVD示範超級貼心！」

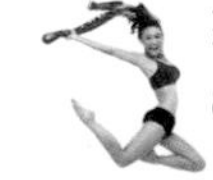

大學生藝人★琳琳：
｛跟愛人一起健身吧！｝

「呂醫師的毛巾操書中，有許多隨時伸展、改善不適、健美體態的知識和方法；儘管動作都很簡單，但加上『一條毛巾』，就讓每個動作都到位，徹底伸展到平常忽略的部位，比方頸肩曲線、側腰筋肉等；對重點塑身、全身健美、排毒代謝都有很好的效果，很適合各年齡層男女一起健身。」

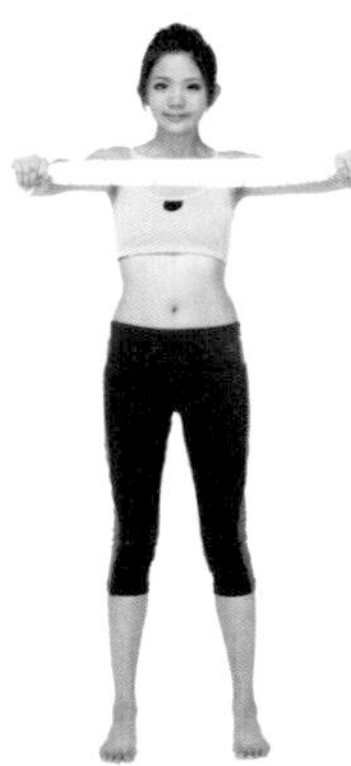

大學生藝人★逸歡：
｛練到平常練不到的地方！｝

「我有做皮拉提斯的習慣，但比較起來，毛巾操真的讓筋骨肌肉伸展很大，甚至拉到平常做不到的程度。像原本我的柔軟度不夠好，彎腰時手碰不到地板，但連續做了幾個毛巾操動作之後，一下子就滿身大汗，而且由於筋骨充分延伸活絡，雙手竟然就輕鬆觸地，真是超開心！」

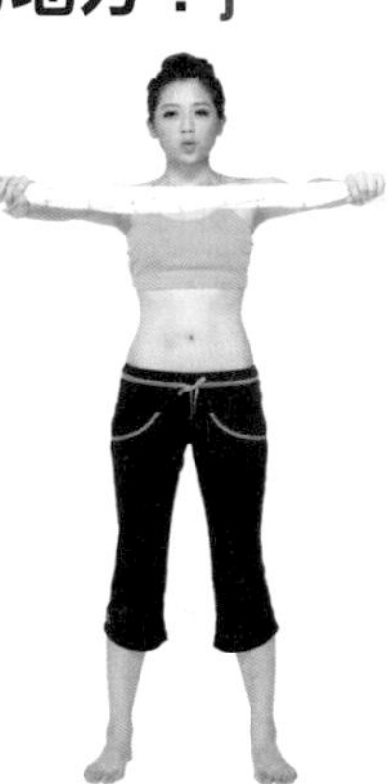

全民熱戀毛巾操～

熟女人妻★王淑玲：
｛65塑身56公斤更年輕！｝

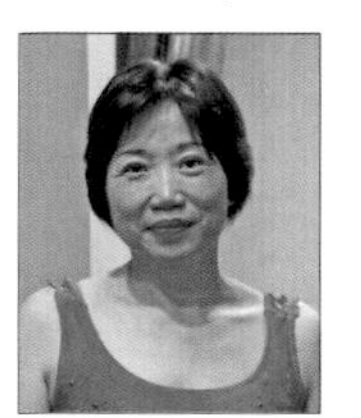

「偶然在書店看到呂醫師出的《史上最有效 瘦身毛巾操》這本書，讓我受惠良多。毛巾操是簡單又有效的塑身運動，教讀者利用毛巾拉扯、施力來伸展肢體，促進身體各部位有效的運動，進而消耗熱量、幫助拉筋伸展，增加活動量。

自從我做毛巾操和配合飲食控制，**現在的我從65公斤降到56公斤，塑身效果良好、身體輕盈、精神爽朗真的變年輕了！**做毛巾操不需要特定場地，隨時可做操，不管坐、站立、走路都可進行；而且做操和飲食調整雙管齊下，讓我更快達到塑身效果！衷心感謝呂醫師，也希望醫師的第三本大作《史上最強！S曲線塑身毛巾操》可以幫助更多想減重、想健美、懶得運動、愛做操的人，通通能輕鬆瘦下來！」

南投竹山鎮民意代表★曾雅倫：
｛歡迎加入140人毛巾團！｝

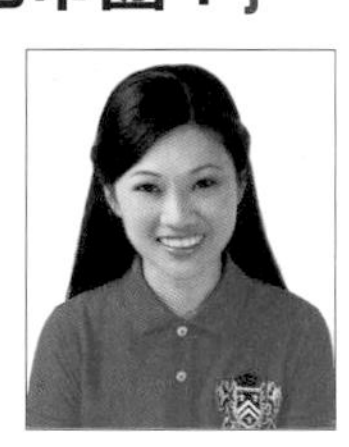

「身為民意代表，常常飲食不正常、睡眠不足、沒有固定的運動時間。後來接觸了呂醫師的毛巾操，它沒有時間限制，有空就可以拉一下，之後我每天精神奕奕，失眠和內分泌問題都獲得改善，免疫力也變好了！

我深刻體驗到，毛巾操是一個適合男女老幼、沒有傷害的運動，用隨手可得的毛巾，用最簡易的動作，就讓人『瘦得健康、塑得美麗』，甚至能增強免疫力達到自我療癒的效果。所以，2011年接了南投縣竹山鎮『蕃薯媽媽讀書協會』理事長，我帶領140位姐妹們一起學做呂醫師的毛巾操，推廣這個健美享瘦的輕運動；同時**把毛巾操帶入她們的家庭，藉由做操與親人互動，增進夫妻和親子的情感交流**，讓毛巾操為生活增色！」

CONTENTS 目次

史上最強！S曲線塑身毛巾操

——最權威的醫師教妳凹凸有致、比瘦更迷人！

14 PART 1 體檢篇

妳不需要「塑身」嗎？

不良曲線自我檢測 ＋ 認識身體變形帶來的恐怖問題！

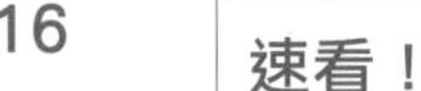

16 速看！ 你和「S型曲線」相差多少？

—— 想擁有小S般的妖嬈身段，從認識身體線條開始！

18 速查！ 11大走山曲線，妳屬於哪一型？

—— 3個檢查體型變形的方法，從準備全身鏡開始！

❶全身都胖「**圓滾滾型**」 ❼臀部前傾「**假鬒擺型**」

❷全身乾扁「**紙片人型**」 ❽臀部後傾「**翹屁股型**」

❸肩背雄壯「**金剛芭比型**」 ❾大腿粗壯「**大象腿型**」

❹彎腰駝背「**老太婆型**」 ❿小腿結實「**蘿蔔腿型**」

❺上腹凸出「**啤酒桶型**」 ⓫下半身胖「**紅酒瓶型**」

❻下腹凸出「**肥青蛙型**」 → 體型圖示．原因．對策速解！

24 必讀！ 胸．腰．臀．腿 決定妳的吸睛指數

—— 4大性感部位分塊雕塑，線條好才算「辣」！

- **分段檢測，喚醒沉睡肥肉！**
- **4大重點部位，就是「魔鬼身材」必要條件**
  - ❶堅挺傲人的**胸部**曲線 ❸渾圓緊實的**臀部**曲線
  - ❷纖細柔軟的**腰部**曲線 ❹修長結實的**腿部**曲線
- **5大延伸線條，強化「女性胴體」之美**
  - ❶**下巴**曲線 ❷**肩膀**曲線 ❸**手臂**曲線 ❹**背部**曲線 ❺**腳踝**曲線

32 注意！ 曲線不佳＝健康危機！

—— 5個動作找出體型問題，避免健康「殺手」上門！

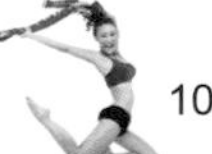

02	專家推薦序	「塑身，就從毛巾操 × 飲食出發！」	——謝宜芳 營養師
		「奔向健美的標竿達陣！」	——李紹誠 醫師
		「從內而外，讓體態更緊實年輕！」	——陳晟康 醫師
04	名人推薦序	「適合全齡女性，隨時隨地愉快練習！」	——呂紹仁 醫師
		「毛巾操，造福妳的健康與美麗！」	——資深媒體人 林書煒
		「痠痛、皮膚、泌尿問題，也一併改善！」	——音樂教授 簡名彥
		「我正在體驗：這復古又超夯的健美運動！」	——廣播主持人 盧春如Ruby
06	本書作者序	「究竟，如何打造完美曲線？」	——呂紹達 醫師
08	體驗者見證	全民熱戀毛巾操～ 讀者．民代．模特兒實做真話！	

38 PART 2 知識篇

毛巾操是「科學」，也是變身奇蹟！

認識有氧毛巾操驚人的原理功效，輕鬆燃脂、雕塑曲線！

40 必知！ 脂肪是破壞S型曲線的魔王
—— 想擁有漂亮身型，要先把「脂肪」燃燒掉！

42 進階！ 曲線與肌力是美型關鍵
——「雕塑」局部線條，應該多鍛鍊肌力！

44 相信！ 毛巾操為什麼可以燃脂塑身？
—— 4大健美科學原理，醫師掛保證！

46 訣竅！ 怎樣做毛巾操最能促進燃脂？
—— 4大做操要領，塑身效果加乘！

48 提醒！ 該怎麼選陪妳做操的好毛巾？
—— 依據質料？手長？動作？

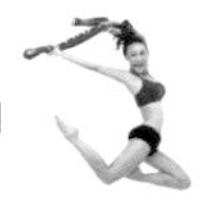

50 PART 3 燃脂篇

「減掉」大塊脂肪，先讓胸腰臀腿回歸天賦曲線！

更精緻的瘦身計畫，就是要分塊照顧。
14個必練燃脂毛巾操，燃出「性感女體」的黃金比例！

52 [暖身] ●**腹式呼吸法** 毛巾操呼吸法，吸鼓吐縮
53 [暖身] ●**暖身大伸展** 活化全伸肌肉，集中意識
54 8個最關鍵燃脂毛巾操，讓「4大性感部位」凹凸有致！
56 [胸部] ❶**雙手合拜** 消除副乳，胸部集中不外擴
58 [胸部] ❷**後背擠壓** 胸型更堅挺，消除後背肉
60 [腰部] ❸**左右美腰** 消除腰側贅肉，打造小蠻腰
62 [腰部] ❹**併膝上提** 瘦小腹，鮪魚肚再見
64 [臀部] ❺**小臀前後彎** 久坐肥臀、酪梨身得救
66 [臀部] ❻**抬腿壓臀** 修飾馬鞍部、小尻去紋
68 [腿部] ❼**坐姿纖腿** 臀、大腿、小腿整體纖瘦
70 [腿部] ❽**抬腳扳腳趾** 消除蘿蔔腿，消水腫
72 6個更細節燃脂毛巾操，讓「5大延伸線條」精緻展現！
74 [下巴] ❾**小臉轉頸** V字臉變小，消雙下巴
75 [手臂] ❿**背後直拉** 天后的二頭肌，消蝴蝶袖
76 [手臂] ⓫**手臂後抬** 頸肩臂、三角肌美形
77 [肩背] ⓬**背部起身** 熊背變瘦，紓解痠痛
78 [腳踝] ⓭**抬腳壓腳** 纖瘦腳踝，延長小腿
79 [全身] ⓮**高舉飛躍** 全身修長，纖瘦背部
80 **PLUS! 問答篇** 呂醫師門診常見Q&A——**燃脂毛巾操變瘦．不復胖問到底！**

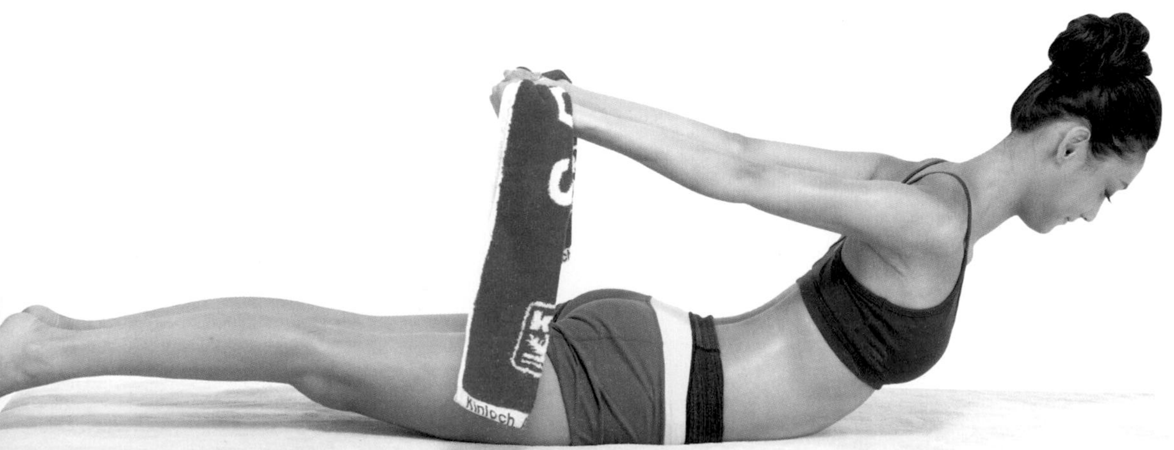

82 PART 4 雕塑篇

「增加」局部肌力，促進胸腰臀腿線條緊實細緻！

更自信的進階運動，大流汗也樂在其中！
10個超效雕塑毛巾操，雕出「青春肉體」的彈性活力！

84 **塑身要「減法」，更要懂得「加法」！**
86 [美胸] ❶舉手後拉　美化鎖骨，堅挺胸型
88 [美胸] ❷挺胸半蹲　讓小胸變圓，大胸變挺
90 [美胸] ❸躺椅美胸　垂胸上提，消除副乳
92 [纖腰] ❹上身轉腰　消胃凸粗腰，練11字腹肌
94 [纖腰] ❺扭轉抬腿　減腰側肉，緊實側腰線
96 [翹臀] ❻縮腹抬腿　提臀消暗沉，打造微笑線
98 [翹臀] ❼橋式墊腳　扁臀變圓，翹臀變蜜桃
100 [美腿] ❽半蹲伸曲　緊實大腿前側肌、膝蓋贅肉
102 [美腿] ❾勾腳伸手　流線型大腿、側腰、脊椎
104 [美腿] ❿高舉下蹲　緊實大腿內側，修長小腿
106 **PLUS! 問答篇** 呂醫師門診常見Q＆A——**雕塑毛巾操線條．女體美輕鬆練！**

110 PART 5 飲食篇

「用腦」吃出健美，享瘦迷死人的S曲線！

10大黃金法則＋16種塑身食材＋15組低卡套餐
輕鬆掌握正確飲食法，吃飽又享瘦！

112 不是少吃就能瘦，塑身飲食10法則
115 少吃難？那多吃4類養瘦食物——
燃脂代謝　生食酵素　排水消腫　優質蛋白質　16種食物開心吃法
低卡均衡！ 三餐1200大卡．一週塑身菜單
120 專屬女性的「運動＋飲食平衡術」——28天經期塑身法
124 **PLUS! 問答篇** 呂醫師門診常見Q＆A——**瘦不了的原因？這樣聰明吃．健康瘦！**

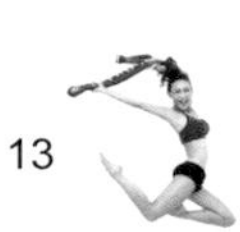

PART 1 體檢篇

妳不需要塑身嗎？

不良曲線自我檢測＋認識身體變形帶來的恐怖問題！

16 速看！ **妳和「S型曲線」相差多少？**
—— 想擁有小S般的妖嬈身段，從認識身體線條開始！

18 速查！ **11大走山曲線，妳屬於哪一型？**
—— 3個檢查體型變形的方法，從準備全身鏡開始！

❶全身都胖「**圓滾滾型**」 ❼臀部前傾「**假鬍擺型**」
❷全身乾扁「**紙片人型**」 ❽臀部後傾「**翹屁股型**」
❸肩背雄壯「**金剛芭比型**」 ❾大腿粗壯「**大象腿型**」
❹彎腰駝背「**老太婆型**」 ❿小腿結實「**蘿蔔腿型**」
❺上腹凸出「**啤酒桶型**」 ⓫下半身胖「**紅酒瓶型**」
❻下腹凸出「**肥青蛙型**」 → **體型圖示．原因．對策速解！**

24 必讀！ **胸．腰．臀．腿 決定妳的吸睛指數**
—— 4大性感部位分塊雕塑，線條好才算「辣」！

- **4大重點部位，就是「魔鬼身材」必要條件**
  ❶堅挺傲人的**胸部**曲線 ❸渾圓緊實的**臀部**曲線
  ❷纖細柔軟的**腰部**曲線 ❹修長結實的**腿部**曲線
- **5大延伸線條，強化「女性胴體」之美**
  ❶**下巴**曲線 ❷**肩膀**曲線 ❸**手臂**曲線 ❹**背部**曲線 ❺**腳踝**曲線

32 注意！ **曲線不佳 ＝ 健康危機！**
—— 5個動作找出體型問題，避免健康「殺手」上門！

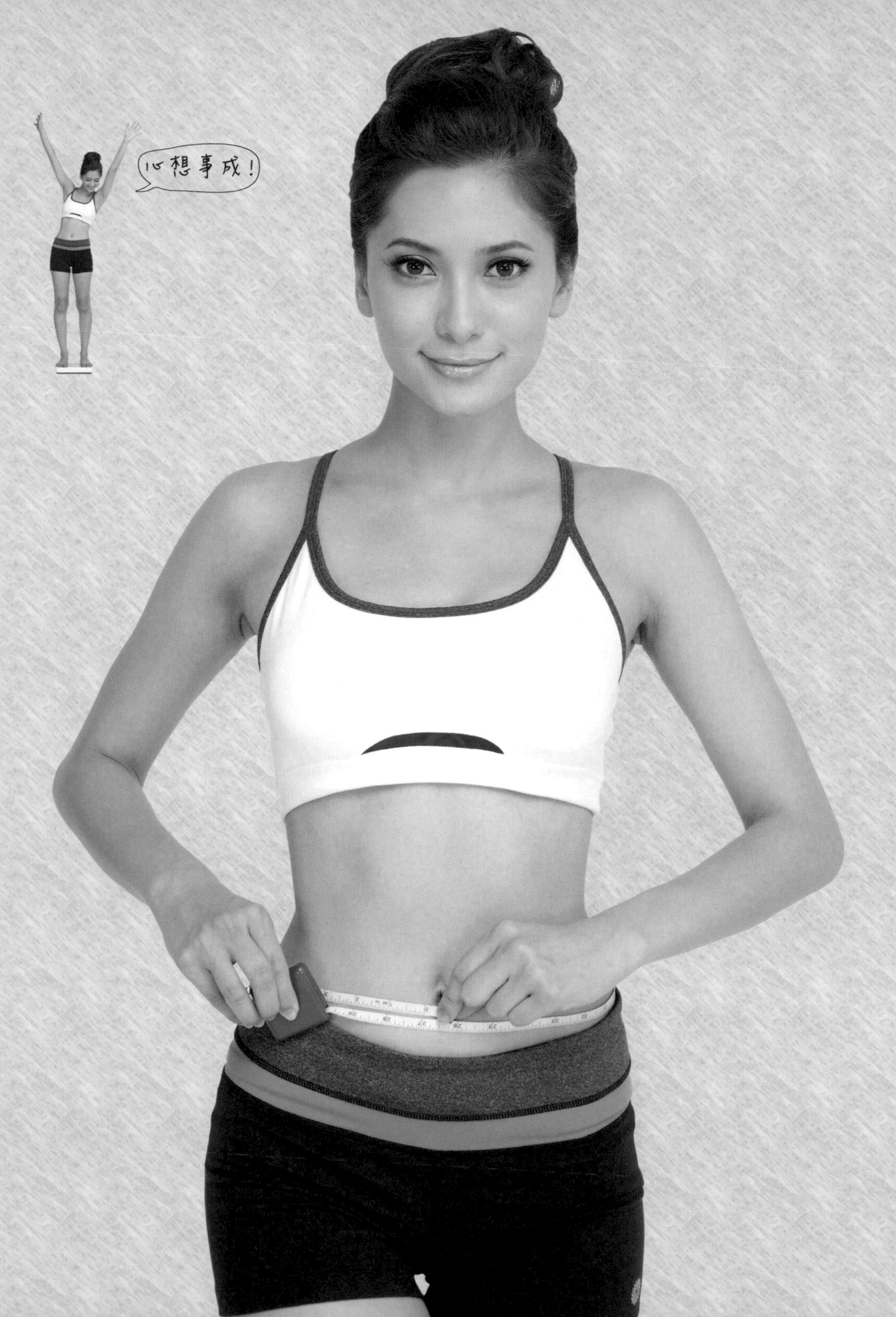
心想事成！

速看！

想擁有小S般的妖嬈身段，從認識身體線條開始！
妳和「S型曲線」相差多少？

胸、腰、臀、腿決定黃金S曲線

雖然每個時代、每個地區對「美人」的身材條件有不同的看法，不變的是，女人最優美的線條，就是腰身到臀部的曲線。

也就是，**「胸、腰、臀、腿」共同構成了一組波浪起伏的「S」型曲線，這組曲線便是女性身體最為性感的部位**。妳不一定身高要很高，只要比例極佳的「胸大、腰瘦、臀翹、腿長」，就擁有了黃金S曲線身型，這也是每個女人的夢想，更是展現女性魅力的4大關鍵。

而能形成S曲線的條件，就不只是體重數字要合理纖瘦，還要穠纖合度、緊實彈性及骨骼挺直；尤其，針對女性最性感的4大部位，想達到理想的線條、渾圓度，更需要有技巧的精緻雕塑。已經超重者，勢必要先減掉脂肪、改善體質；就算清瘦或扁平者，也要拉提緊實、增加肌力、延伸線條！

那麼，胸腰臀腿到底要多大？多瘦？多翹？多長？和身高、體重的關係又是如何？一開始就先為大家分項説明：

胸部黃金數值參考：

❶胸罩業者2010年全球調查，
台灣女性平均胸圍：
下胸圍 ＝ 34吋（86公分），B罩杯

❷與身高相對黃金胸圍：
下胸圍 ＝ 身高公分 × 0.53

❸古典正三角黃金胸型：
雙手自然下垂時，雙峰PP點位置對稱，且高度位上臂中央，兩PP點和鎖骨之間的凹洞需連成「正三角形」。如連成等腰三角形，為胸部外擴；乳峰低於上臂中央，為胸部下垂。

罩杯算法＝上胸圍－下胸圍

相差	罩杯	相差	罩杯
7.5cm	AA	22.5cm	F
10.0cm	A	25.0cm	G
12.5cm	B	27.5cm	H
15.0cm	C	30.0cm	I
17.5cm	D	32.5cm	J
20.0cm	E		

★此資料為日本JIS工業標準胸罩罩杯規格，各國家和胸罩廠商數值差異算法不同，一般歐美34B ＝ 台灣34C ＝ 日本34D。

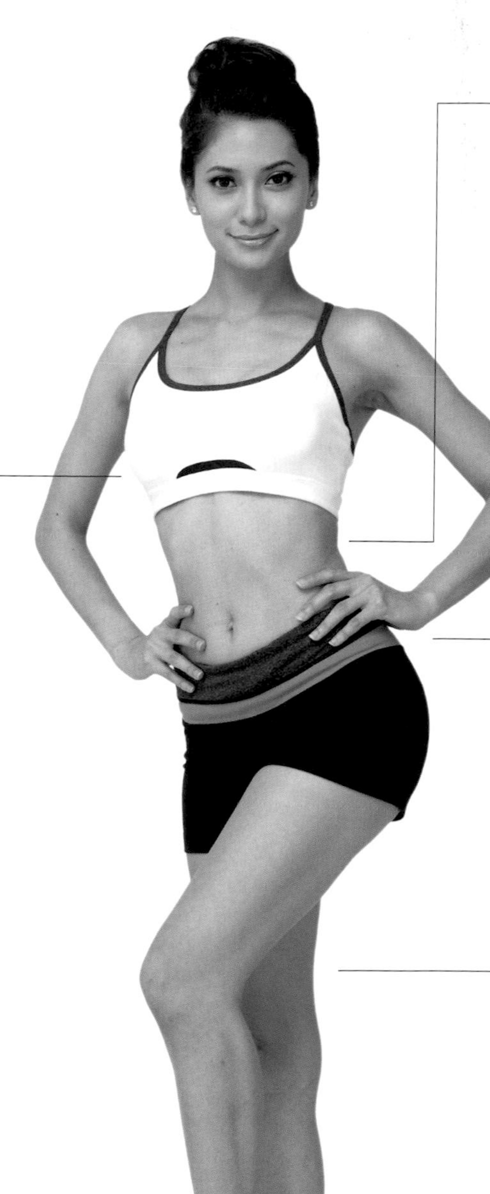

腰部 黃金數值參考：

❶衛生署統計國人平均腰圍：
女性 ＝ 28吋（71公分）
男性 ＝ 31吋（79公分）
✓❷與身高相對黃金腰圍：
身高公分 × 0.37

腰圍是肥胖第一警告

台灣健康腰圍指標，女性是80公分，男性90公分，超過則為肥胖。但日本2011年最新研究，腰圍女生90公分以下，男生85公分以下，才能降低代謝症候群；標準較嚴格，是考量內臟脂肪面積會引起的病變風險。

臀部 黃金數值參考：

❶「腰臀比」比臀圍更重要：
腰臀比 ＝ 腰圍 ÷ 臀圍（吋）
腰臀比女性大於0.8
男性大於0.9即有內臟型肥胖。
❷相對黃金數值臀圍：**腰圍 ＝ 1：0.7**
✓❸與身高相對黃金臀圍：
身高公分 × 0.542

腿部 黃金數值參考：

❶國民健康局統計國人平均大腿圍：
女性 ＝ 53公分
男性 ＝ 60公分
✓❷與身高相對黃金腿圍：
身高公分 × 0.295

身高VS.體重標準數值看「BMI值」

標準身高和體重比例 ＝ 身體質量指數BMI（Body Mass Index），BMI值22為標準體型，19以下體重過輕；23起顯胖破壞曲線，25以上重度肥胖症，且會影響壽命。

BMI值 ＝ 體重公斤 ÷ 身高公尺 ÷ 身高公尺

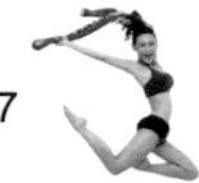

速查！

3個檢查體型變形的方法，從準備全身鏡開始！

11大走山曲線，妳屬於哪一型？

方法1 在浴室放一面全身鏡，每天檢查身材走山了沒

邁向S曲線的三部曲，就是要掌握自己身材的過去、現在、未來——也就是：「改掉過去的壞習慣」；根據「現在的身高」，科學的對照算出「未來要達到的」胸腰臀腿的黃金比例和體重，成為達陣維持的目標。

我就P16～17提出的「S曲線」的身高對照數值，建議各位列一個總表，並在浴室或房間擺一面全身鏡，就能每天檢查體型的變化。

也有讀者跟我聊到，他把「黃金數字」和理想身材偶像的照片貼在鏡子上，隨時鼓勵自己多做操；也會人習慣每週五都會穿上合身牛仔褲，看是不是因為這週沒空做操、聚餐吃太多長肉而感覺褲子變緊等。**妳也可以有些可愛的小習慣，讓塑身健美計畫輕鬆地融合在生活當中。**

方法2 列表屬於我的——身高推算S曲線黃金數值（見P16）

體　重：身高公分－112　＝ ＿＿＿＿＿ 公斤

下胸圍：身高公分×0.52　＝ ＿＿＿＿＿ 公分

＿罩杯：上胸圍－下胸圍　＝ ＿＿＿＿＿ 公分

腰　圍：身高公分×0.37　＝ ＿＿＿＿＿ 公分

小腹圍：身高公分×0.457　＝ ＿＿＿＿＿ 公分

臀　圍：身高公分×0.542　＝ ＿＿＿＿＿ 公分

大腿圍：身高公分×0.295　＝ ＿＿＿＿＿ 公分

小腿圍：身高公分× 0.205　＝ ＿＿＿＿＿ 公分

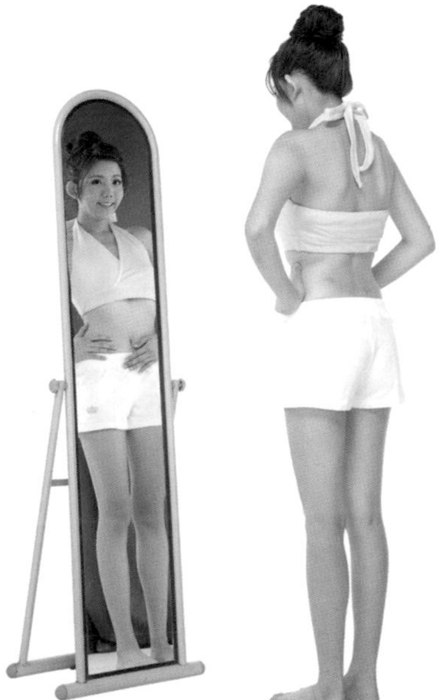

以東方女性來說，比如身高170公分，妳的理想身材應為：體重58公斤，黃金數值為胸圍35吋、腰圍25吋、臀圍36吋。絕對不是每個人都要42公斤、名模般的三圍33、23、34，那配上170公分的身高，就會變成紙片人，而不見女性的曲線。

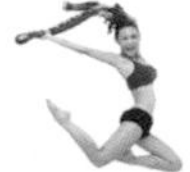

方法3 連連看，妳的曲線代表哪種體型

從鏡子中看自己現在的身材，平面或側面檢查，把胸、腰、臀、大腿等「四圍」的最凹和最凸點連起來，就會形成妳的體型圖示。西方人較容易達到的胸大、臀腿比上半身窄的「鑽石型」，視覺焦點在高處，顯得高挑腿長；它類似肩膀比下半身寬的「倒三角型」，此型一旦肥胖就會變「金剛芭比」；東方人較多下盤寬的「紅酒瓶型」，類似腰較細的「沙漏型」，視覺焦點較低，所以很多人過度減重，只希望自己看起來「修長一點」。而所有女性都一樣，如果超重或過瘦，那就是「圓滾滾型」或「紙片人型」的印象了。所以，接著我們就對照P20～23各類體型的成因和改善對策來加強鍛鍊，趕緊往「黃金S曲線」邁進！

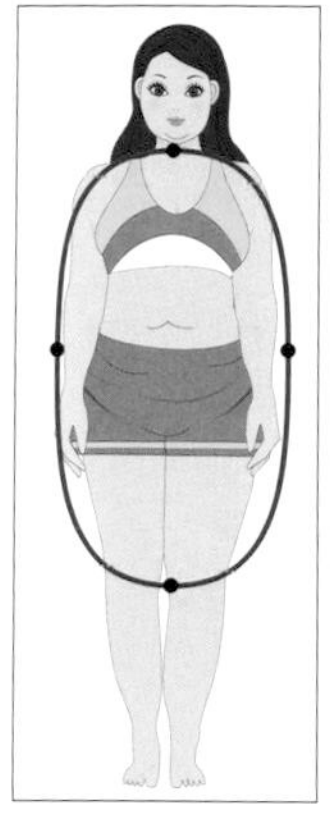

❶圓滾滾型
➡ 速翻P20

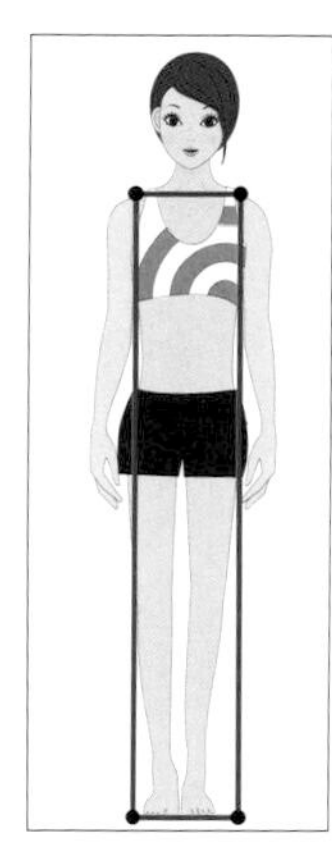

❷紙片人型
➡ 速翻P20

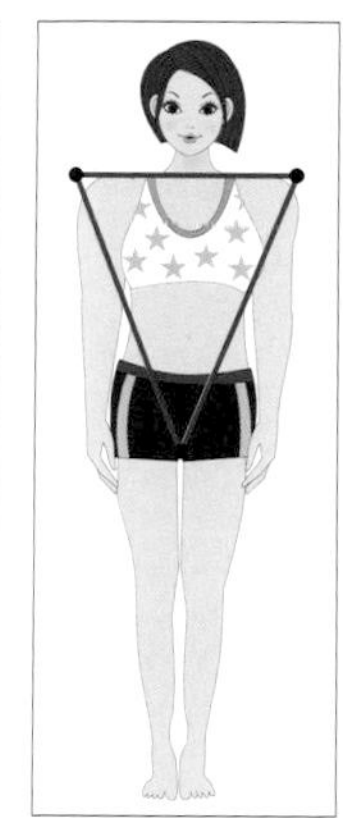

❸金剛芭比型
➡ 速翻P21

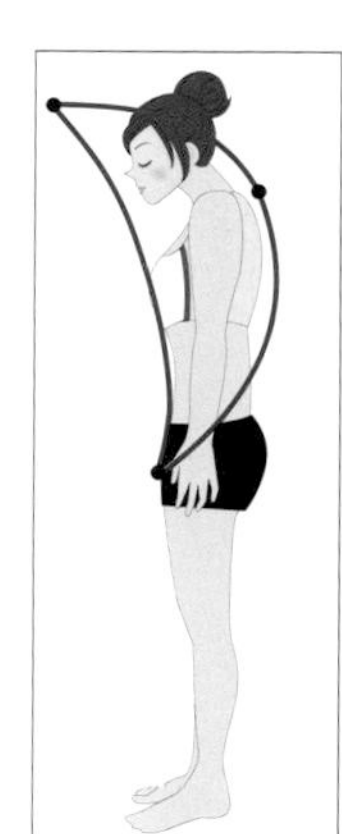

❹老太婆型
➡ 速翻P21

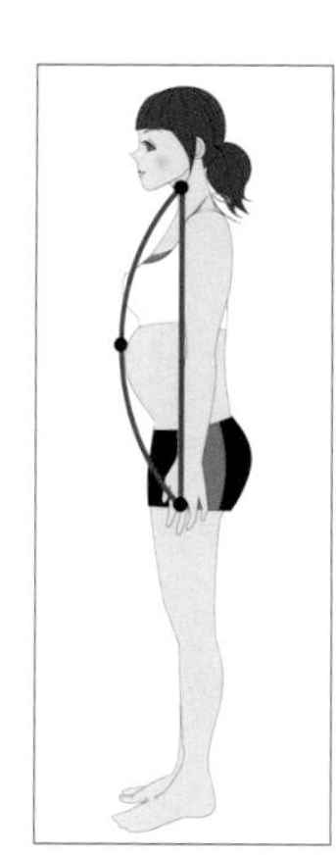

❺啤酒桶型
➡ 速翻P21

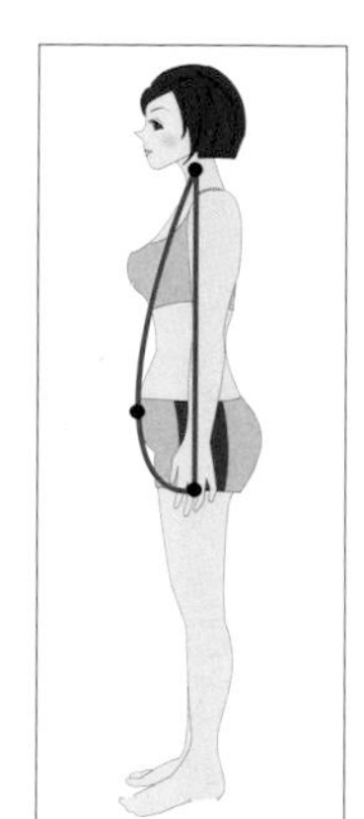

❻肥青蛙型
➡ 速翻P22

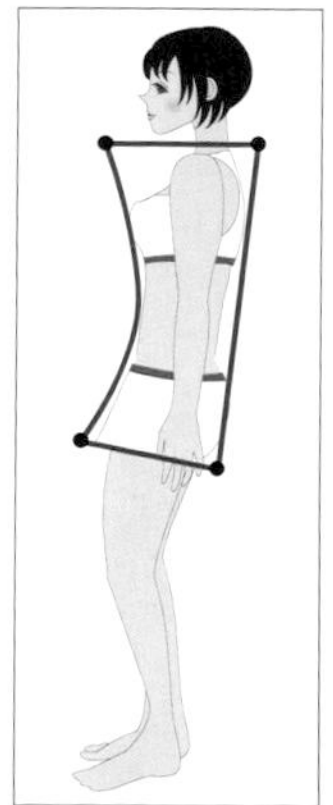

❼假聳張型
➡ 速翻P22

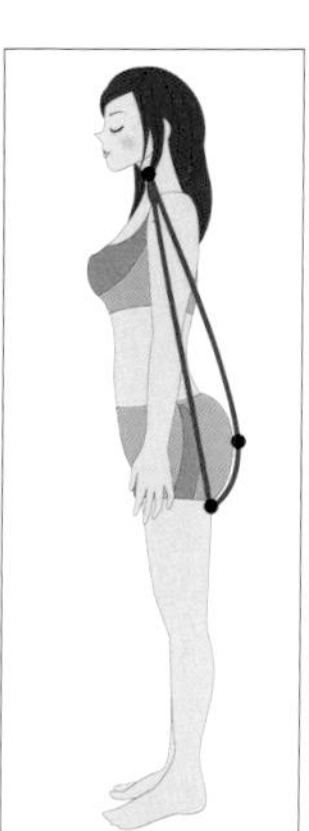

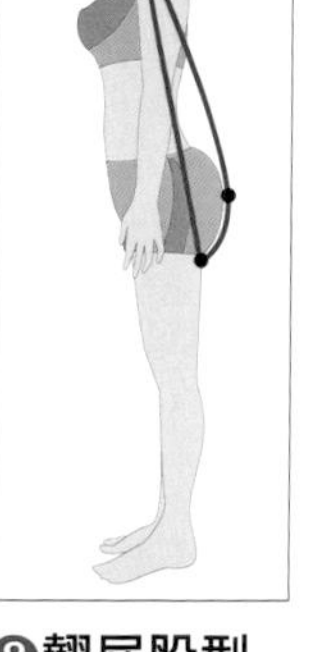

❽翹屁股型
➡ 速翻P22

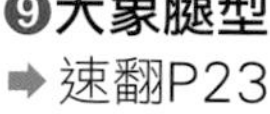

❾大象腿型
➡ 速翻P23

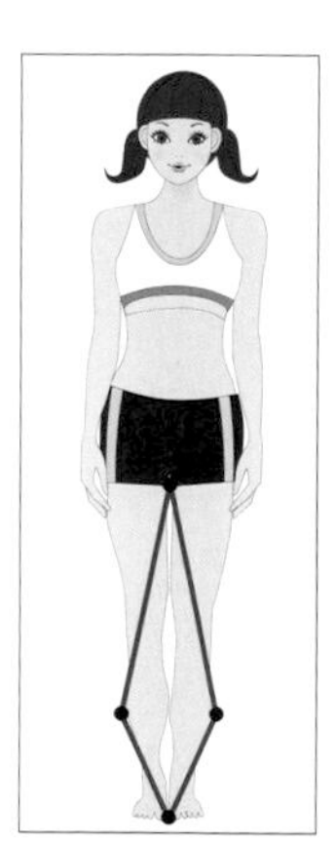

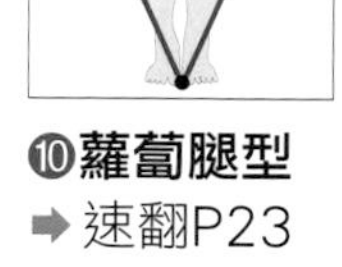

❿蘿蔔腿型
➡ 速翻P23

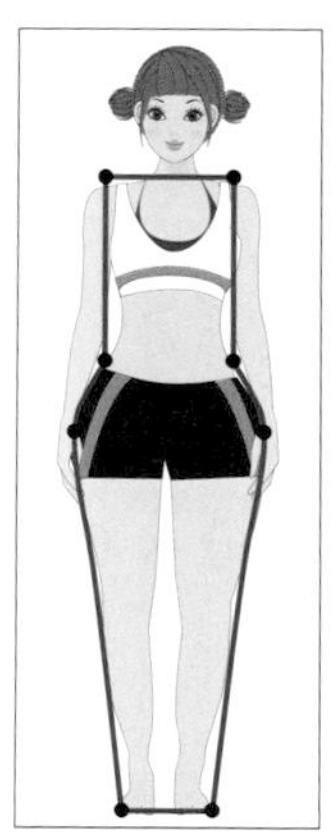

⓫紅酒瓶型
➡ 速翻P23

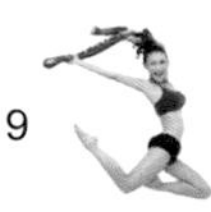

走山體型 1

全身胖 圓滾滾型

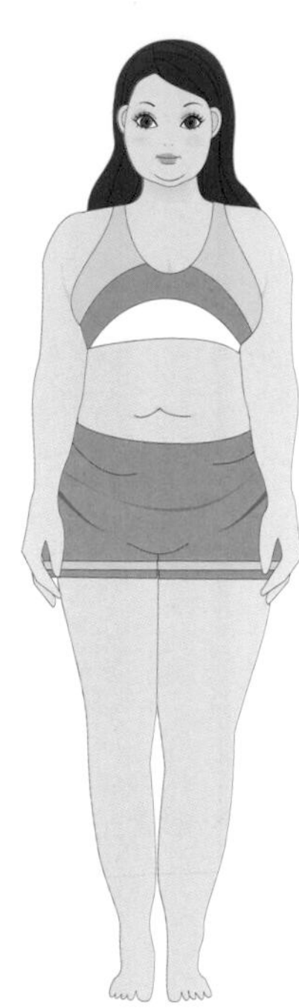

BMI大於27，胸腰臀腿、體重等各項比例超過標準10公分以上。而多餘脂肪在身體裡停留越久，肌膚的鬆垮度、致病機率就越嚴重。建議先有做操習慣、針對「燃脂毛巾操」練習（P50～79）再循序做「雕塑毛巾操」，精雕曲線（P82～105）。

形成主因

❶**遺傳性肥胖：**英國調查發現，如果母親是胖子，會影響女兒胖的概率比常人大10倍；胖父親和胖兒子的機率則大6倍。但我在P84會說到，運動可以改變肥胖基因，大家絕不要因此認為「遺傳」是胖子的宿命。

❷**反覆減重：**在我的減肥門診中，有80%的病患曾自行利用節食但沒運動的減重方式，而產生了「溜溜球效應」（Yo-yo effect）——少吃不動只能減去水份和肌肉，脂肪卻不動如山；且當代謝力漸差，或飲食稍回量，胖回來的卻是脂肪。如此反覆減重，會讓「體脂肪」飆高（詳見P40），會越減越肥。

改善圓滾滾型毛巾操

★挺胸➡P56雙手合拜　★小臀➡P62併膝上提
★瘦腰➡P60左右美腰　★纖腿➡P68坐姿纖腿

全身乾扁 紙片人型

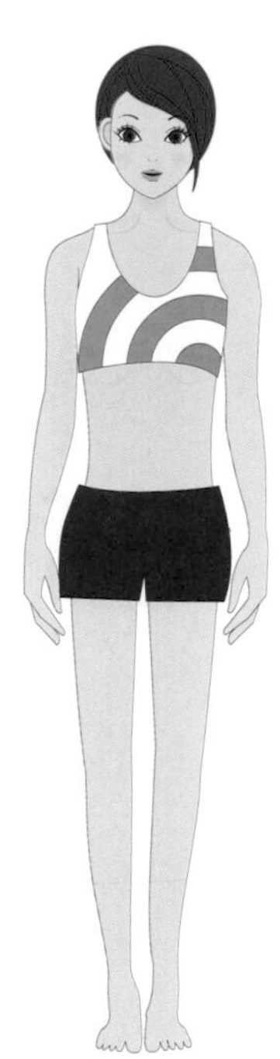

如果妳的BMI小於18.5，各項比例都低於標準10公分以下，小心，太瘦反而成為健康危機。中央研究院跨國研究團隊發現，「紙片人」的死亡風險是胖哥胖妹的3.6倍！而過瘦容易有不孕、免疫系統問題，以及導致心臟病、腎衰竭、敗血症等。我建議過瘦者，先別急著增胖，但一定要鍛鍊肌耐力，並補充蛋白質，有利肌肉生長和機能運作。

形成主因

❶**內分泌問題：**可能患有內分泌失調，導致營養無法吸收。

❷**腸胃問題：**如脹氣、腸胃吸收不好、乳糖不耐症，會無法吸收某種營養素，導致腹脹、便秘等現象，也就一直營養不良。另外，如果偏好吃生食，可能因為體內滋生寄生蟲而病態消瘦，甚至致命。

改善紙片人型毛巾操

★健胸、促進免疫力➡P86舉手後拉
★強化腿肌、加強腸胃➡P100半蹲伸曲
★強化脊椎、腰腿➡P102勾腳伸手

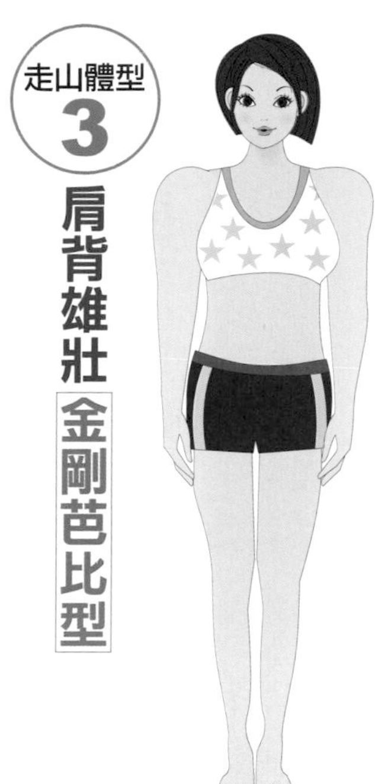

金剛芭比就是**肉肉都堆積在上身肩背、上臂、胸部，屬於上寬下窄的身型**；若穿包覆性不夠的胸罩，最會看出副乳外溢、後背擠出浮肉，呈現虎背熊腰或大嬸的感覺。

形成主因

❶**淋巴循環不暢通**：上臂到腋下的淋巴腺十分密集，如上臂內側肥肉鬆軟，表示淋巴循環不暢通，有過多水份滯留，形成腫脹。

❷**坐姿彎腰拱背**：彎腰拱背會讓斜方肌、三角肌、三頭肌常處於鬆弛狀態，久之使脂肪囤積在手臂和肩背。

改善金剛芭比型毛巾操

★消後背肉➡P77背部起身
★修飾厚肩➡P76手臂後抬
★消粗手臂➡P75背後直拉

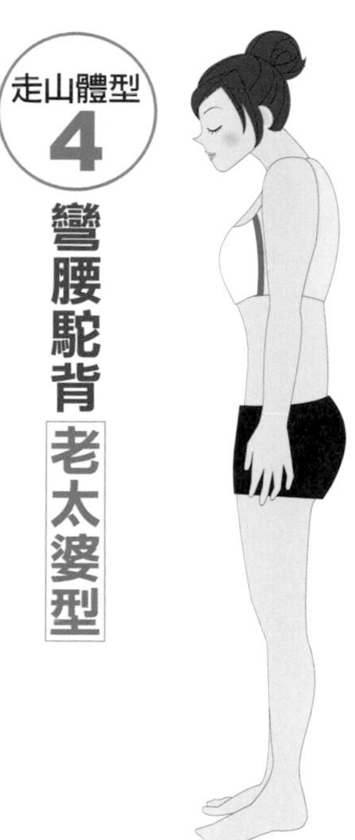

如果妳身材都標準，但**照鏡子看，側身背部拱起，那就駝背了（詳見P30）**。不過肥胖者的駝背看起來較不明顯，要特別小心隱藏的危機。駝背會造成曲線變形，且腰腹容易囤積脂肪，還會壓迫胸肺胃腸等臟器機能。

形成主因

❶**久坐、身高高的人**：上班族、電腦族、學生等久坐不動者，最容易有駝背問題。身高高的人則是因為長期低頭彎腰與人互動或做事，而產生駝背。

❷**翹腳坐姿**：長時間翹腳或久坐不動，讓脊椎固定前彎，而造成駝背醜態。

改善老太婆型毛巾操

★矯正駝背➡P36脊椎測試

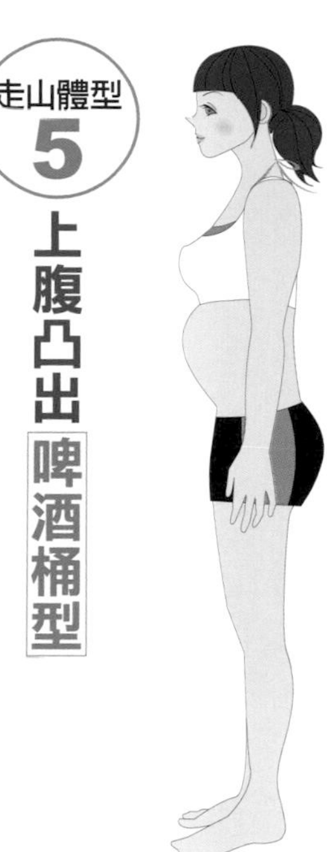

側看上腹部較凸出，肋骨間脂肪增加，像是吃太多呈現胃凸；正看左右沒有腰身，像啤酒桶、中廣型。**上腹指的是下胸圍到腰部區塊，「上腹圍」是肚臍上3指處繞一圈。**

形成主因

❶**駝背變型**：脊椎變凹，脂肪趁隙囤積上腹區而凸出。

❷**吃太快、暴飲暴食**：吃太快或太多造成消化不良，食物囤積在胃部把胃撐大。

❸**愛吃澱粉類**：過度攝取碳水化合物及脂肪，使體內的胰島素相對不足，便會產生上腹凸的病理症狀！

改善啤酒桶型毛巾操

★瘦側腰肉➡P60左右美腰
★瘦前腹➡P62併膝上提
★消胃凸➡P92上身轉腰

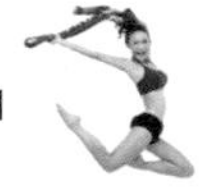

走山體型 6

下腹凸出 肥青蛙型

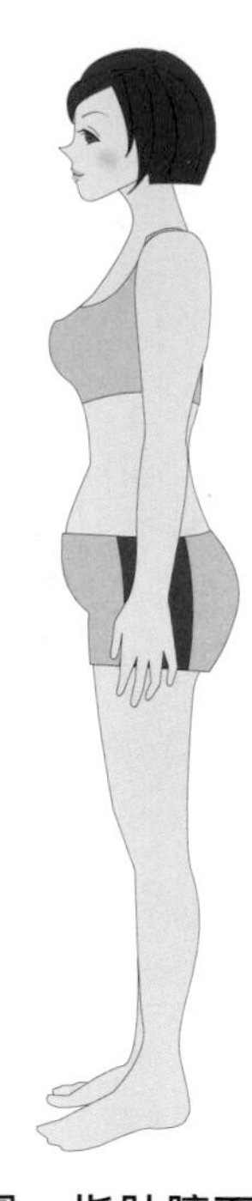

「下腹圍」指肚臍下 3 指部位，俗稱「小腹」。台灣女性 70% 有小腹凸出的困擾，它和肥胖沒有絕對關係，瘦人也可能是「小腹婆」，要靠做操改善。

形成主因

❶**久坐不運動：**醣類、糖份轉換為脂肪，囤積在腹部。

❷**姿勢不良：**多數人腹肌力量不夠，坐著時攤在椅背上、後腰部騰空，或走路彎腰駝背，小腹就來報到了。

❸**便秘或經血不順：**不少女性有便秘而不自覺，廢物會堆積在腸子裡，形成「慢性腹脹」。而經血沒有「完排」的話，長期也會下腹脹、引起婦科疾病。

改善肥青蛙型毛巾操

★平坦小腹➡P94抬腿扭轉

★緊實腹臀➡P96縮腹抬腿

走山體型 7

骨盆前傾 假翹張型

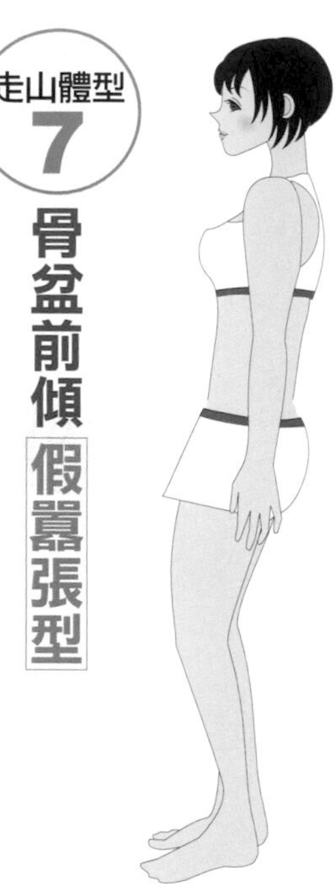

明明已經站挺了，但上身與臀部不在一直線上，從側面看腹部凸點不輸胸部，這就是骨盆前傾了。台灣約有 6 成女性有骨盆前傾，會導致「非肥胖性小腹」，影響身型外觀，還容易有腰痠背痛，妨害發育。

形成主因

❶**慣用腳尖走路：**這樣重心往前傾，腳尖向外、腳步外八，久之骨盆為支撐上身線條被迫前傾取得平衡。

❷**腹肌無力：**骨盆前傾者有40%是因核心肌群不穩定，肌力弱，支撐力也變弱，骨骼因而歪斜。

改善假翹張型毛巾操

★矯正骨盆➡P36骨盆測試

★修飾馬鞍部➡P66抬腿壓臀

★增加腹臀肌➡P98橋式墊腳

走山體型 8

骨盆後傾 翹屁股型

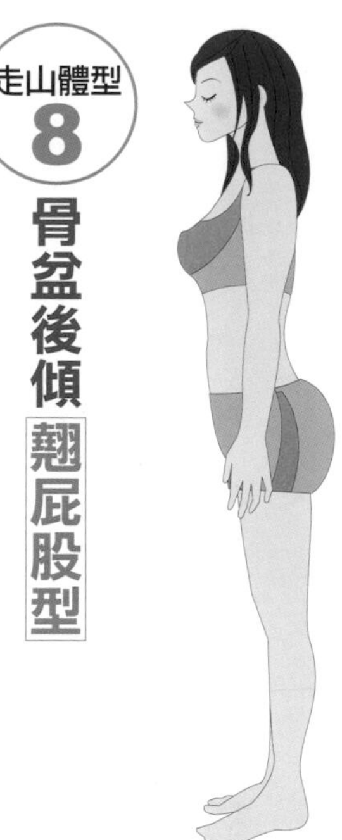

骨盆後傾會使腰椎弧度過於平直，受力太直接，造成椎間盤壓力，使腰部痠痛。而胸椎下半段靠近腰椎處較直，肩胛骨較凸出，容易肩頸痠痛；頸部跟著前頃，也會頭痛。

形成主因

❶**長期穿高跟鞋：**上海體育運動學院研究發現，穿超過5公分的高跟鞋，長期會使骨盆傾斜度減小而後傾。

❷**生活習慣不良：**喜歡靠軟沙發上睡覺或看電視、運動量不足、運動施力位置錯誤，都會造成肌肉骨骼支撐力不夠，影響骨盆位置。

改善翹屁股型毛巾操

★矯正骨盆➡P36骨盆測試

★增加腹部肌力➡P62併膝上提

★緊實腹臀➡P96縮腹抬腿

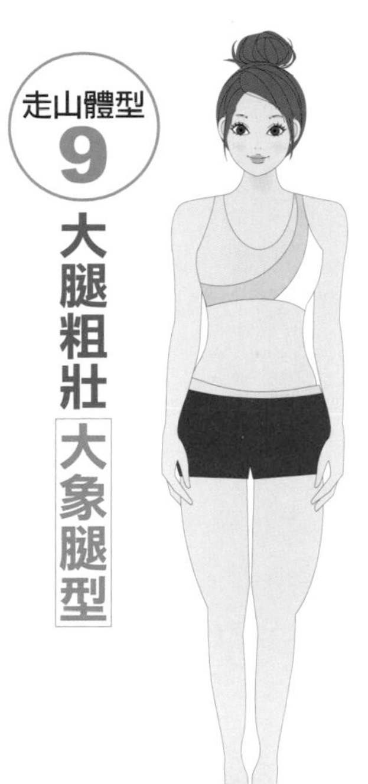

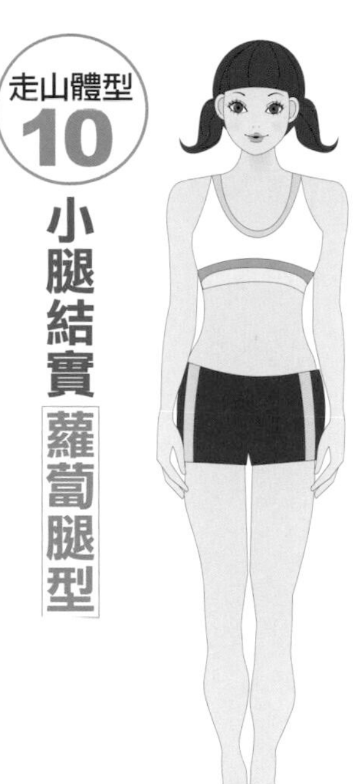

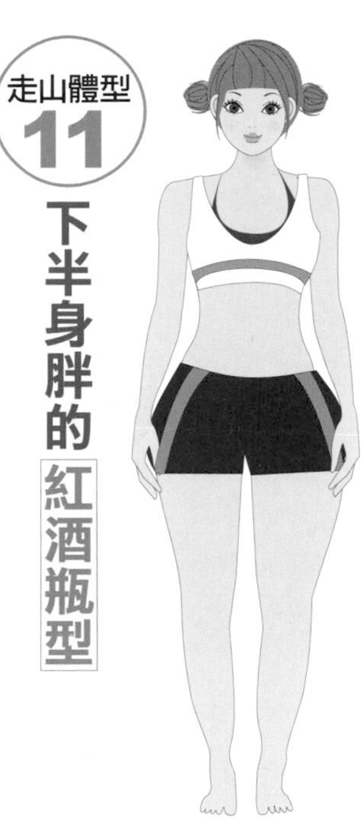

三圍、體重比例算標準，但**「第四圍」大腿就是粗壯的人，應該以有氧運動為主**，如快走或做伸展毛巾操，來消耗脂肪、纖長線條。

形成主因

❶**走路姿勢不良**：走路習慣拖著步伐，這樣沒用到臀部和大腿肌力，長期造成肌力退化、脂肪堆積。

❷**椅子坐得太淺**：會使腰往後陷、兩腳開開向前伸，這個姿勢雖然舒服，但長期會助長骨盆歪斜，腹部、腿部囤積大量脂肪。

改善大象腿型毛巾操

★纖瘦臀腿➡P68坐姿纖腿
★緊實大腿肌➡P100半蹲伸曲
★修飾腰腿➡P102勾腳伸手

東方人比西洋人容易有蘿蔔腿；東方人多半是因為肌肉肥大，而非脂肪量大，所以腿肚較結實難瘦。**想減蘿蔔腿，要靠的是伸展運動和按摩。**

形成主因

❶**水腫型蘿蔔腿**：因血液循環不良造成，多與職場久站、懷孕、活動量、泌尿障礙有關。

❷**脂肪型蘿蔔腿**：出現於體型肥胖者，整條腿肉肉、軟軟的。須藉由強度較強的拉伸操式和飲食控制來燃脂雕塑。

❸**肌肉型蘿蔔腿**：小腿肚很硬，捏不出贅肉。雕塑時須著重伸展作用。

改善蘿蔔腿型毛巾操

★水腫型➡P70抬腳扳腳趾
★脂肪型➡P100半蹲伸曲
★肌肉型➡P78抬腳壓腳

「紅酒瓶型」、「酪梨型」同指下身肥胖，脂肪堆積在屁股、大腿部位，此區的高脂肪結構比較不參與身體的代謝反應，**須控制飲食和配合毛巾伸展操來改善。**

形成主因

❶**不良飲食或用藥習慣**：雌激素是下身肥胖的訊號彈。三餐不定時、亂服減肥藥等，都會讓雌激素分泌紊亂。

❷**穿太緊的衣褲**：太緊身的包覆會防礙腿部正常運動，並阻礙腰腿的血液循環；冷天還穿短裙，則會使腿部受涼，提醒脂肪聚集保暖。

改善紅酒瓶型毛巾操

★瘦臀小尻➡P64小臀前後彎
★修飾馬鞍部➡P66抬腿壓臀
★打造微笑線➡P96縮腹抬腿
★緊實臀肌➡P98橋式墊腳

4大性感部位分塊雕塑，線條好才算「辣」！

胸·腰·臀·腿決定妳的吸睛指數

胸部曲線自我檢查

TEST 1 量下胸圍 ＝ 內衣尺寸

• **布尺量法：**沒有衣物阻礙，雙手自然下垂，下巴微抬高，布尺從乳房底緣下繞胸腔一圈（如右圖）。

→**數值說明：**台灣和歐美多以英吋為單位：32、34、36、38、40吋……；日韓用公分：70、75 、80、85公分……。

★**與身高相對黃金下胸圍：身高公分×0.53**

TEST 2 量上胸圍

• **布尺量法：**沒有衣物阻礙，雙手自然下垂，下巴微抬高，布尺從乳房最豐滿點（雙峰PP點上緣鼓起處）繞胸腔一圈。

TEST 3 量罩杯

• **罩杯算法：上胸圍－下胸圍公分數**

→**數值說明：**上、下胸圍相減的公分數，按照各國或內衣廠商的對照表（詳見P16），從小到大用英文字母區分，各家算法有 ± 2.5公分的差距。

★**參考黃金罩杯數值：**據內衣業者2010年調查，台灣女性平均34B，C、D罩杯者漸增。

相差	罩杯	相差	罩杯
7.5cm	AA	15.0cm	C
10.0cm	A	17.5cm	D
12.5cm	B	20.0cm	E

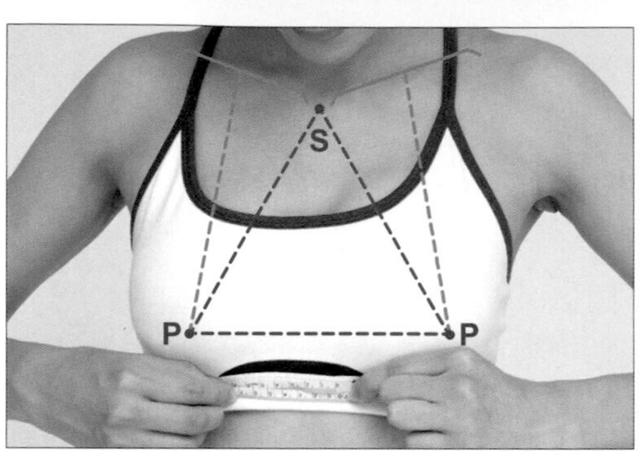

TEST 4 量胸型挺度

• **正三角形黃金比例：**

❶兩肩距離與乳頭間距的比例為2：1。

❷兩乳頭PP點、脖子下面鎖骨正中央的凹處點，3點畫呈「正三角形」。

→**數值說明：**如下圖，在PP點和S點形成的三角形中，PP線＝PS線＝SP線長度＝19～21公分為佳。兩邊的鎖骨各中點往下畫垂直線，乳頭要能位在線上。

TEST 5 量雙峰外擴

• **乳頭位置偏外側：**續TEST 4，當乳頭位置是在垂直線外側，即乳房外擴。

• **乳溝寬度量法：**胸部在自然狀態下（無胸罩），乳溝約2指寬；穿胸罩後，乳溝可以集中1指，屬於標準胸型。

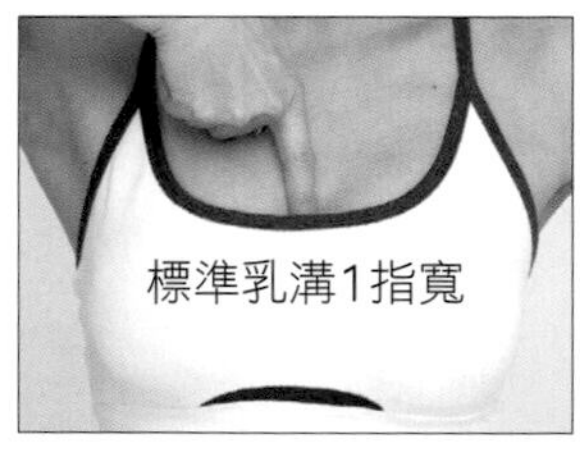

TEST 6 量胸型下垂

• **乳頭低於下胸圍：**乳頭比乳房下線低，即為下垂。乳頭的位置愈低，代表下垂愈嚴重；低到2～4公分，就是嚴重下垂。

「傲人美胸毛巾操」速翻 ➡ P56、58、86、88、90

4大重點部位，就是「魔鬼身材」必要條件。
一一檢查S曲線的4大關鍵部位

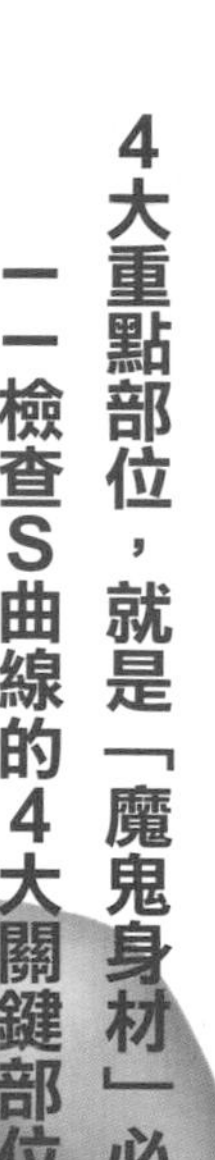

腰部曲線自我檢查

TEST 1 量腰圍

- **布尺量法**：空腹時，以肚臍高度為水平基準，站姿讓雙手自然下垂，自然呼吸吐氣後測量。

★**與身高相對黃金腰圍：身高公分×0.37**

- **健康標準數值**：女性80公分（31.5吋）、男性90公分（35.5吋）。

TEST 2 照鏡子看腰型

- **位置腰型**：長短適中的腰身位在：站立時兩手自然下垂和手肘同高之處；腰圍與上下兩圍應有明顯大小差距。
- **3種粗腰類型**：粗腰是公認最難穿衣服的身型；也要小心健康警訊。

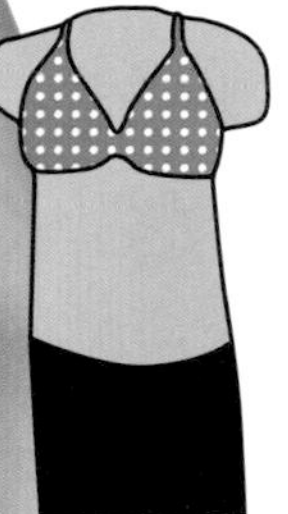

❶直筒腰
從正腰肚臍→中腰→低腰都同粗。

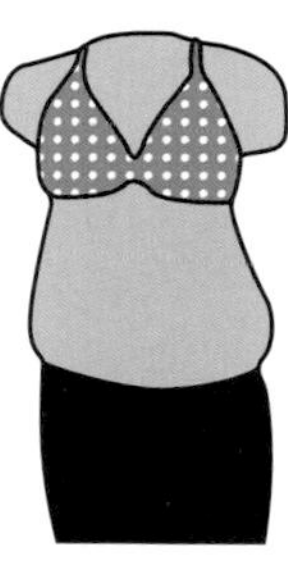

❷游泳圈
特別指低腰處胖到像「愛的把手」。

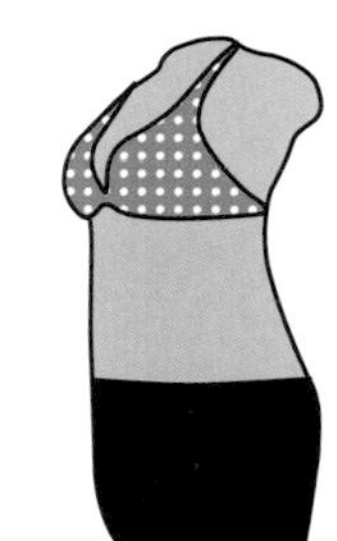

❸厚片人
側看像懷孕四個月，肥胖或睡姿形成。

TEST 3 量小腹圍

- **布尺量法**：腹部是從正面看，量肚臍下三指處繞一圈為小腹圍（下腹圍）。量上三指處為上腹圍，可紀錄胃凸變化。

★**與身高相對黃金小腹圍：身高公分×0.457**

「纖細腰部毛巾操」速翻➡P60、62、92、94

妳不需要塑身嗎？

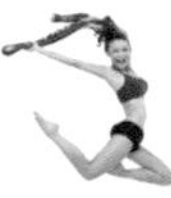

臀部曲線自我檢查

TEST 1 量臀圍

- **布尺量法**：測量骨盤區屁股最大的隆起處，量最大臀圍；布尺須經過臀部最高點及恥骨位置。

★**與身高相對黃金臀圍：身高公分×0.553**

★**臀圍：腰圍黃金比例＝1：1.43**

TEST 2 照鏡子看臀型

- **位置臀型**：側看臀部立體弧形須平順圓滑，最膨點（prominent point）位整個臀部的上1/3與1/2間才夠翹；臀部和大腿的交界處，必須漸進又略帶角度彎入區隔，此緣線從背面看像兩道「微笑線」。

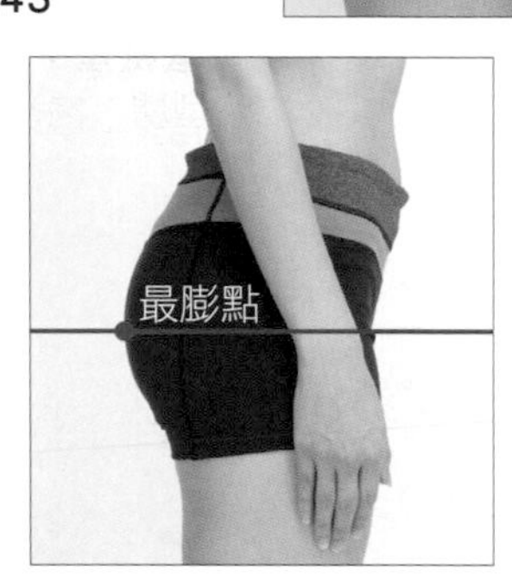

- **4種肥臀類型**：

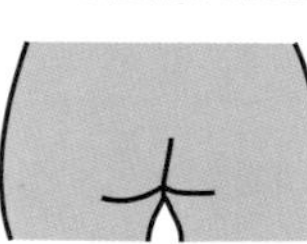

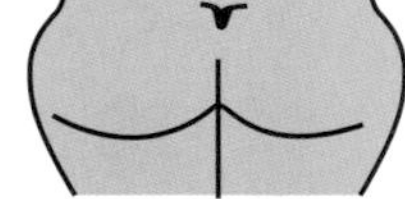

❶桶腰型
脂肪積腰部兩側，從腰到臀直成桶狀。要注意內臟型肥胖病症。

❷馬鞍型
脂肪堆積在臀外側和大腿根部，狀似馬鞍。阿宅族最常發生。

❸後翹型
脂肪在臀溝上端，臀部向後伸展。慣用腳掌前半段走路，易腰痠。

❹下垂型
指臀線下垂到大腿根部，是肥胖、產後、老化常發生的變型狀態。

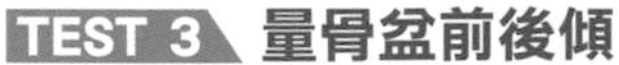

TEST 3 量骨盆前後傾

- **貼牆壁法**：背部貼牆壁站立，把一個拳頭放在腰和牆壁間的空隙，如果一拳剛好，就是理想狀態。若拳頭塞不進去是「骨盆後傾」；還有空間則「骨盆前傾」（速翻P30、36）。

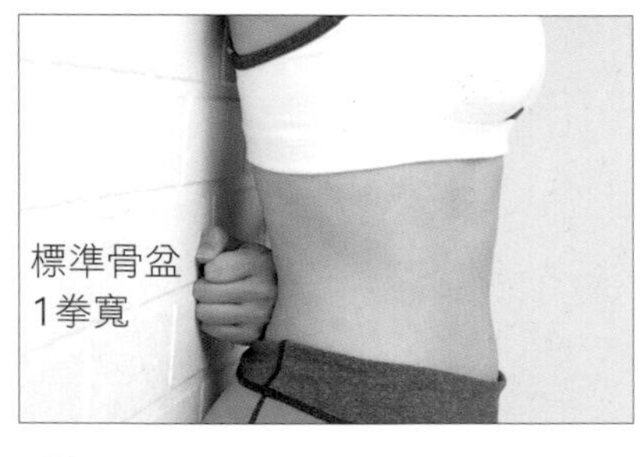

「圓翹美臀毛巾操」速翻➡P64、66、96、98

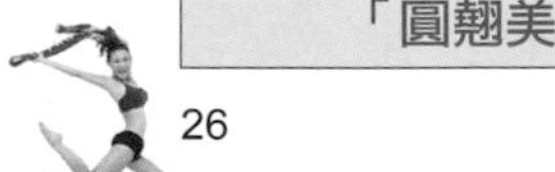

腿部曲線自我檢查

TEST 1 量大腿圍

• **布尺量法**：站立放鬆，或坐在椅子上，大腿懸空，布尺量大腿最肥處繞一圈。

★與身高相對黃金大腿圍：身高公分×0.3

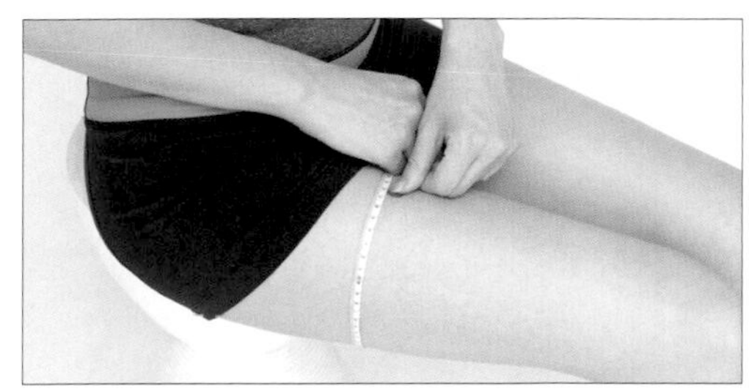

TEST 2 量全腿長

• **髂骨量法**：應從髂骨的凸起，量到踝關節最凸處，但一般量到腳底。

• **站坐量法**：先量身高，再量坐高，身高－坐高＝腿長。

• **臀部量法**：從屁股最翹點量到腳跟。

★與身高相對黃金腿長：身高公分×0.618

★與上身相對黃金比例：
頭：上身：腿長＝1：3：7（一般人約1：4：6）

TEST 3 量大、小腿長

• **大腿長量法**：從髂骨的凸起處，量到膝關節的中點。

• **小腿長量法**：從膝關節中點，向下量到踝關節凸起處。

★大腿長：小腿長黃金比例＝3：5

TEST 4 量小腿圍

• **布尺量法**：腿部放鬆狀態，量小腿肚最寬處繞一圈。

★與身高相對黃金小腿圍：身高公分×0.2

★BLI美腿指數Beauty Leg Index：
小腿圍÷小腿長＝0.65，值越高小腿越粗。

TEST 5 量不良X型腿、O型腿

• **站立4點量法**：站立雙腿併攏時，❶大腿最肥處、❷膝蓋、❸小腿肚、❹腳踝，標準是4點要緊貼。

→**狀態說明**：O型腿是❷膝蓋不能貼緊；X型腿是只有❷膝蓋可以緊貼。

• **鞋底檢查**：若鞋底外緣磨損特別嚴重，即為O型腿，肉肉女和男士常見。

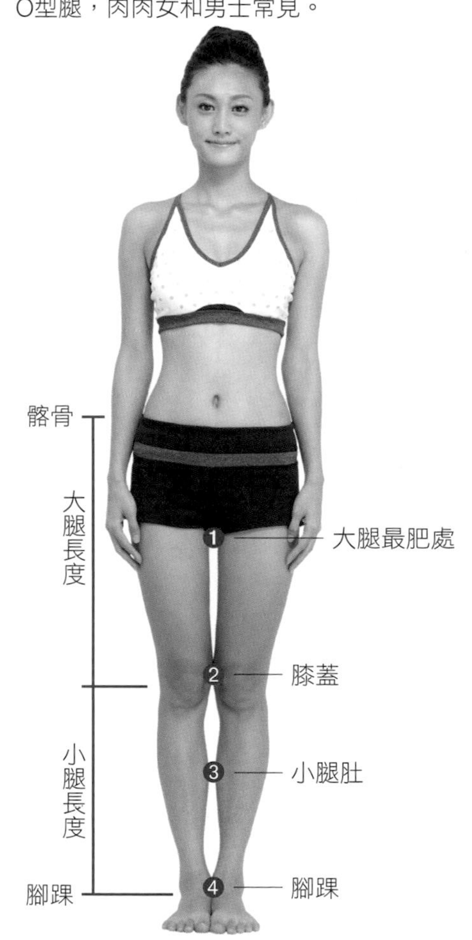

「修長美腿毛巾操」速翻➡P68、70、78、100、102、104

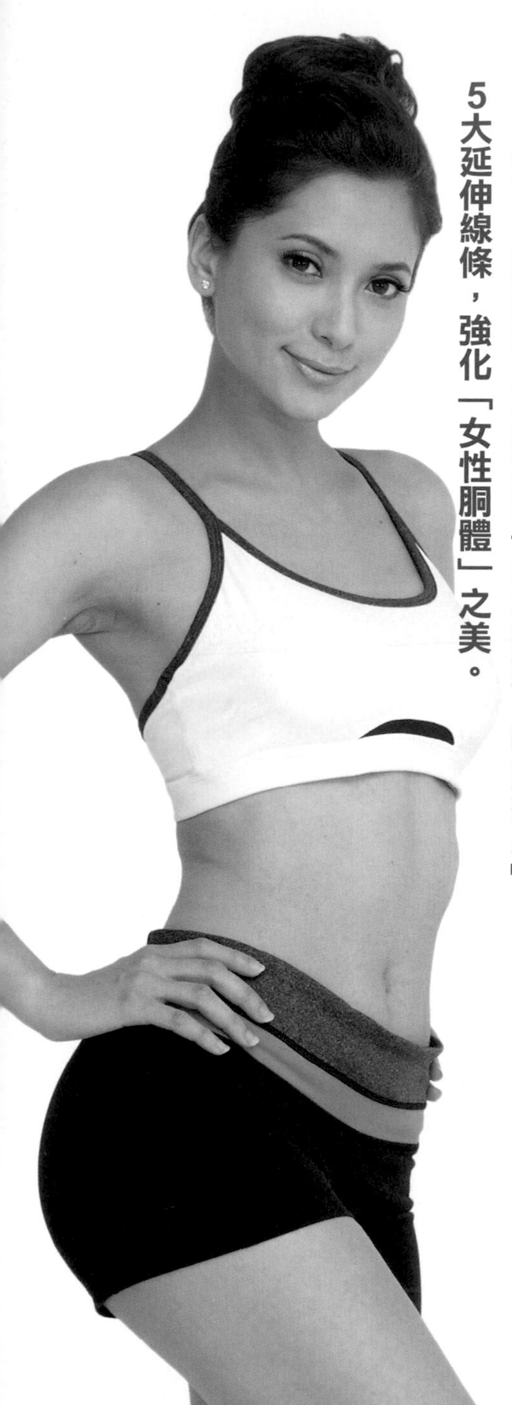

從下巴到腳踝，更細節的「分塊雕塑、精緻瘦身」！

5大延伸線條，強化「女性胴體」之美。

下巴到頸部曲線自我檢查

TEST 1 量下巴看臉型

• **布尺量法**：從側邊嘴角，量到下巴最底端。

★**瓜子臉下巴黃金比例**：從側邊嘴角，到下巴最底端3.5～4.0公分（如右圖）

TEST 2 量臉部比例

• **布尺量法**：從正面由上到下，把臉分成3段長度：額頭⟷眉心⟷鼻根部⟷下巴。

★**下巴長度黃金比例**：臉部A＝B＝C 3等份等長，表示擁有標準的下巴比例。

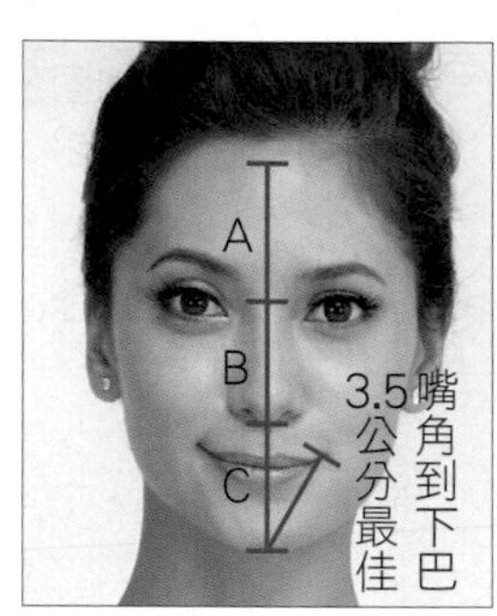

TEST 3 量頸圍

• **布尺量法**：身體直立，眼睛平視，兩手臂自然下垂，保持正常呼吸，頸部放鬆，嘴巴稍微張開，以減少頸部肌肉緊張，測量者將皮尺置於頸後第七頸椎（低頭時可摸到的頸後最突起處）上緣，前面喉結下方（即頸部最細的部位）進行測量。

★**頸圍黃金比例**：頸圍與小腿圍相等（P27），比例最佳。

• **健康標準數值**：女性35公分、男性39公分，是「代謝綜合症」的臨界值。

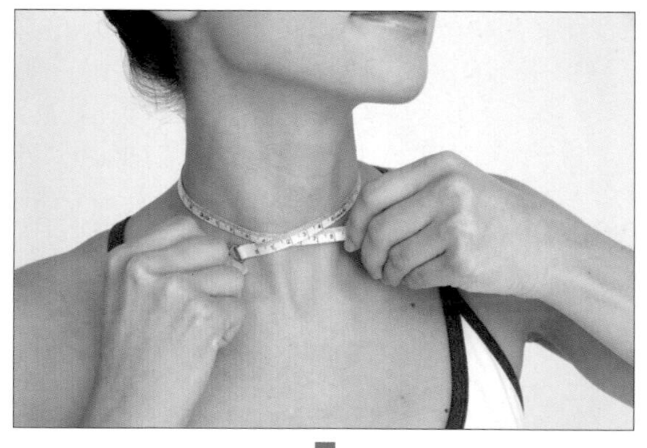

「下巴美頸毛巾操」速翻➡P74

肩膀曲線自我檢查

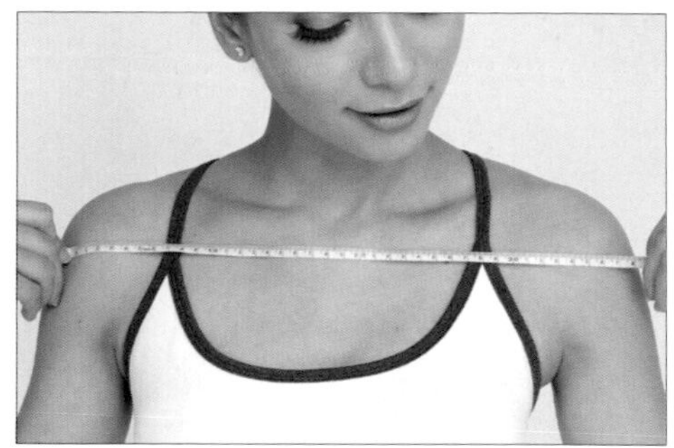

TEST 1 量肩寬

- **布尺量法**：身體直立，眼睛平視，兩手臂自然下垂，保持正常呼吸。將皮尺置於兩邊肩峰進行測量。

★**與胸圍相對黃金肩寬：**
標準肩寬＝1/2胸圍公分－4公分。肩寬比例不能用身高體重來要求。

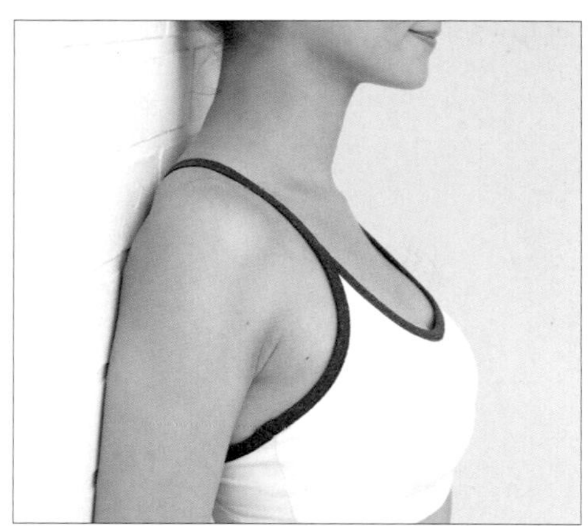

TEST 2 量肩膀變形

- **貼牆壁法**：將肩背緊靠一面牆，檢視肩膀是否可以緊貼牆面。

★**變形現象**：若後肩與牆面之間有空隙，表示肩膀不挺、肩肉肥厚，有前彎現象。

- **生活習慣檢查法**：一整天盯著電腦、長時間注視螢幕，加上兩手向前使用鍵盤及滑鼠，不知不覺上半身就會越來越貼近螢幕，肩膀也會不自覺地向前曲，肩部線條就會產生不正常的變形！

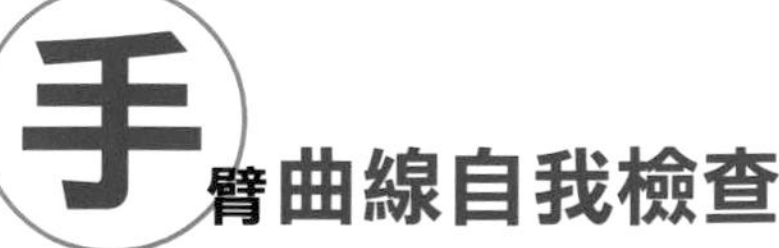

「美化肩膀毛巾操」速翻➡P77

手臂曲線自我檢查

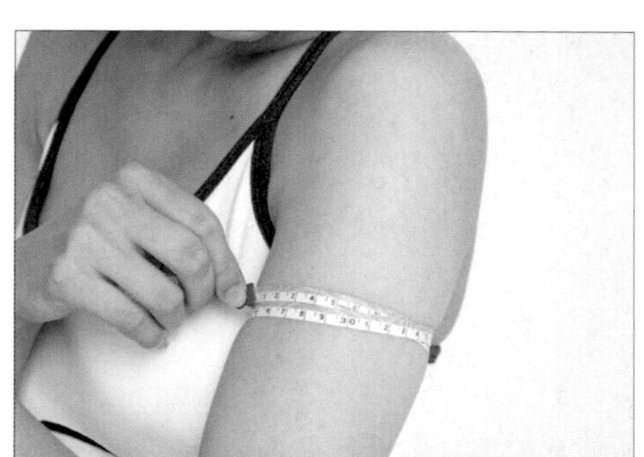

TEST 1 量上臂臂圍

- **布尺量法**：身體直立，眼睛平視，兩手臂自然下垂，保持正常呼吸。皮尺在肩關節與肘關節的中間段繞一圈進行測量。

★**與身高相對黃金臂圍：身高公分×0.15**

TEST 2 量肉鬆蝴蝶袖

- **捏肉量法**：用食指與大拇指做很簡單的拿捏動作，若捏出來的手臂脂肪超過1.5公分就表示脂肪過多。

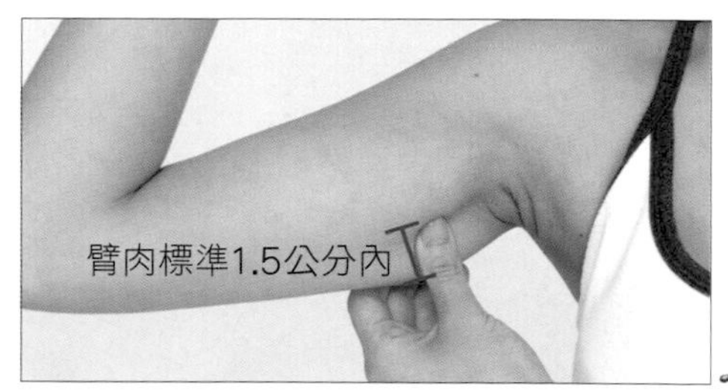

「纖細手臂毛巾操」速翻➡P75、76

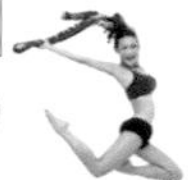

背部曲線自我檢查

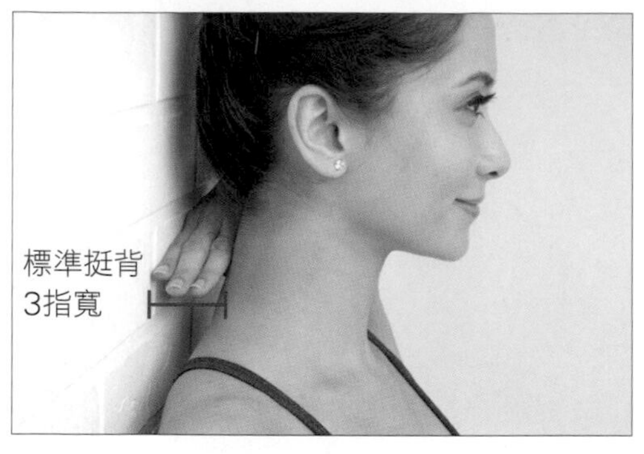

TEST 1 量背部變厚機率

- **生活行為觀察法：**

  □脫掉胸罩，後背會勒出紅紅一圈。

  □內衣習慣扣到最緊一格。

  □習慣彎腰駝背。

  □經常需要提抱重物。

→**現象說明：**以上，勾一個以上項目，厚背的機會就很高；勾勾數越多，妳的後背肉也越明顯。

TEST 2 量挺背、駝背

- **貼牆壁放手指量法：**找一面牆，背貼在牆上，兩眼自然平視前方，測量「脖子後緣最凹的部位，與牆面之間的距離」，

→**挺背標準數值：正常為6公分，約3根手指併攏寬度。**超過10公分就有明顯駝背。

TEST 3 量脊椎前後彎

- **健康脊椎：**正面看是直線，側面是微彎小S型，骨盆平衡、左右居中。
- **貼牆壁法：**站立貼牆，腰部和牆面間的距離，正常為直放入一個拳頭的距離。脊椎不正常前後彎曲有2種類型：

  ❶**脊椎後彎C型：**站立靠牆，只有背部貼到牆面，上背和肩膀是拱背情形，下半身完全靠不到牆面，脊柱變成不正常C型曲線。這是腰椎後彎連帶骨盆後傾，明顯彎腰駝背。

  ❷**脊椎前彎S型：**站立靠牆，屁股、小腿能貼到牆上，但胸部、上腹特別前凸，腰和牆中間有明顯空隙，可以放進好幾個拳頭。這是因為身體太用力想把軀幹伸直，而造成胸椎角度過度彎曲，連帶脊椎、骨盆也前傾後翹。

正常脊椎標準
1拳寬

TEST 4 量脊椎側彎

- **照鏡子或拍照觀察法：**觀察自己的正背面，脊椎不筆直、不居中，上或下端各彎向左或右，脊椎側彎也分2種類型，健康危機速見P34。脊椎前後彎的人，也可能有脊椎側彎。

  ❶**脊椎側彎C型：**脊椎頭尾都朝右，中段向左推擠；左肩膀較低，右肩膀較高。是最常見側彎類型，連帶使骨盆前傾或後傾，容易有小腹、椎間盤突出。

  ❷**脊椎側彎S型：**脊椎上段朝右、下段朝左，導致中段拉扯受壓；左肩膀較低、右肩膀較高，易腰痠、長短腳、精神不佳。

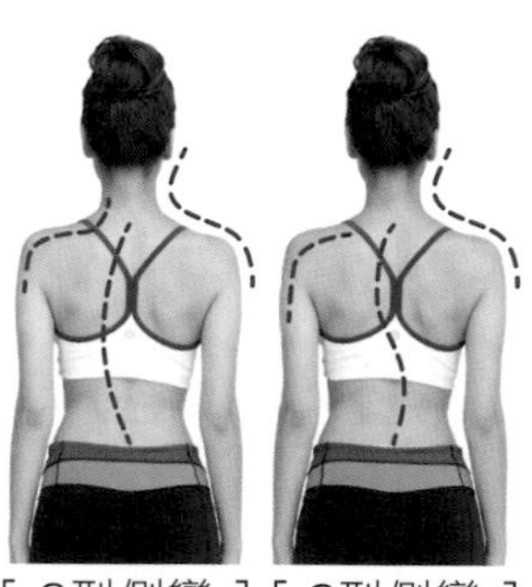

［ C型側彎 ］［ S型側彎 ］

「性感美背毛巾操」速翻➡P77、79

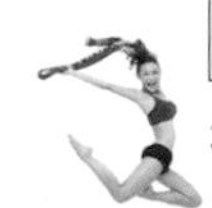

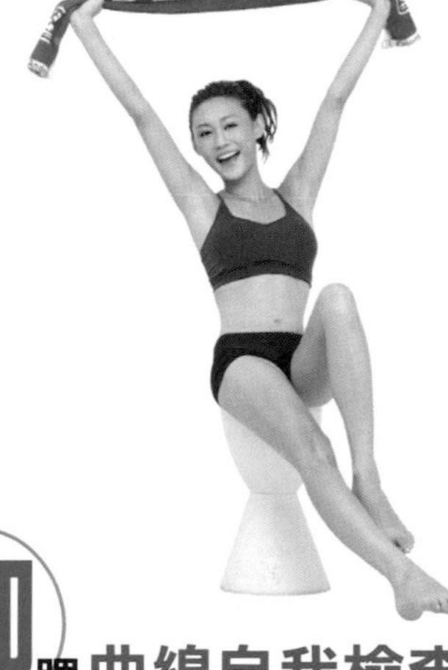

腳踝曲線自我檢查

TEST 量腳踝圍

- **布尺量法**：沒有襪、褲等阻礙物，雙腳自然站立，布尺從腳踝最細的地方繞一圈。

★**與身高相對黃金腳踝圍：**
身高公分×0.12

- **健康標準數值**：20公分以內。

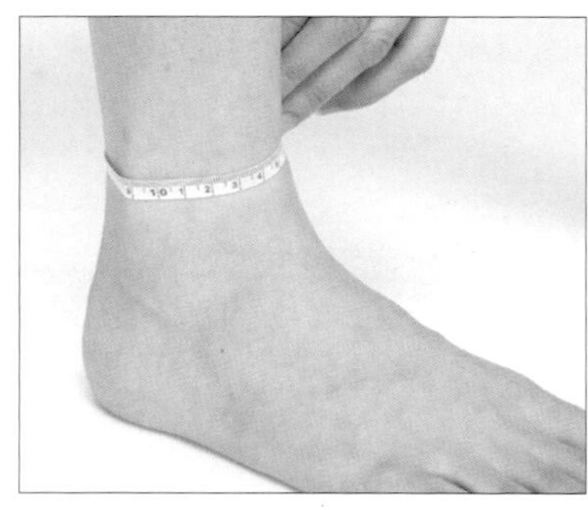

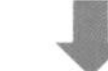

「纖細腳踝毛巾操」速翻➡P78

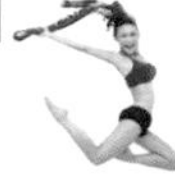

5個動作找出體型問題，避免健康「殺手」上門！

曲線不佳＝健康危機！

脂肪堆積 看位置，各潛藏恐怖病症

過多的脂肪囤積，不只體態曲線不美；當身體某處毒素代謝異常時，就會堆積在相關部位的脂肪裡，成為病變的不定時炸彈。

副乳增生➡小心淋巴結腫、乳腺癌

據統計，台灣每4名女性就有1人有副乳困擾。副乳產生的原因，不只是內衣穿不合適而擠出兩團肉；還有當胸部脂肪囤積產生壓力、無法放鬆時，導致淋巴循環不順而在胳肢窩兩側產生腫脹。

腿部肥胖➡與心血管疾病成正比

「第四圍」大腿的肌肉脂肪與胰島素代謝有關。大腿圍過粗，心血管疾病發生率也提高；而過瘦的「鳥仔腳」心臟的肌肉質量較少，無法充分保護心臟，易得心臟病。

腰部積肉➡三高、代謝症候群

國外最新研究發現，腹部脂肪會分泌一種「NPY」的荷爾蒙，讓腦部產生飢餓感而越吃越多，脂肪也會囤積在此。腹部脂肪過多易罹患第二型糖尿病、高血壓、血脂異常或心臟血管疾病，且比一般人死亡率高出70%。即使您的體重正常，腰圍過大仍是高危險群。

臀部肥胖➡增加不孕、乳腺癌風險

臨床經驗發現，女性臀圍因肥胖變大，不孕的機會也增加30%；肥胖者臀圍超過黃金比例30%以上，80%患者都有不孕症困擾。英國研究也發現，女性的「髖骨兩端距離」（intercristal diameter）越大，罹患乳腺癌的風險越高。

缺氧、代謝警訊，肌肉才是最健美調整型內衣

鬆垮的肌肉、不勻稱的脂肪分佈，不但沒有窈窕感，也是血液循環不佳、代謝惡化的警訊。瘦身的同時，也要兼顧增強肌肉，肌肉比脂肪能消耗更多的熱量，身體裡的肌肉比例越高，新陳代謝率就越快，同時也讓妳擁有好氣色！

肌肉量過少➡代謝惡化，越減越胖

人體肌肉依種類和分布有3大功能：**「骨骼肌」**穩定骨骼筋絡、動作與維持；**「平滑肌」**存在於皮膚、血管、食道、胃腸、支氣管、子宮、尿道、膀胱等；還有心臟內專有的**「心肌」**。平常應關心保健的，不只是可控制、主要感受到的各部位骨骼肌，當妳能鍛鍊到深層的器官內壁肌肉，保護臟器和新陳代謝的功能才能穩定又加倍。

當體內肌肉量少，就變脂肪的天下，代謝和減重都越困難。因為，每1公斤的體脂肪每小時只能消耗約1大卡的熱量；但1公斤的肌肉卻能消耗26大卡熱量。而且，像有氧操之類的運動，不只做的當時幫妳燃脂，做操後還能持續6小時的新陳代謝率，累積燃量才真的可觀！要是擔心練出肌肉，而一味節食想瘦，細胞常處於飢餓，反而代謝率下降、囤脂率大增，只會愈減愈胖。

肌肉鬆弛➡缺氧、積毒，重則致命

鬆弛的肌肉無法提供該部位活動所需的力度和伸縮度，像無法久站坐挺、四肢無力、失調失禁，漸漸地肌肉萎縮；而且肉鬆的血氧量少，長期缺氧使人疲勞、失眠、頭痛、頭暈，不斷打哈欠、衰弱，使細胞代謝障礙，廢物毒素在體內累積，導致器官早衰耗弱；急性缺氧可能重病、腦部受損、生命終止。

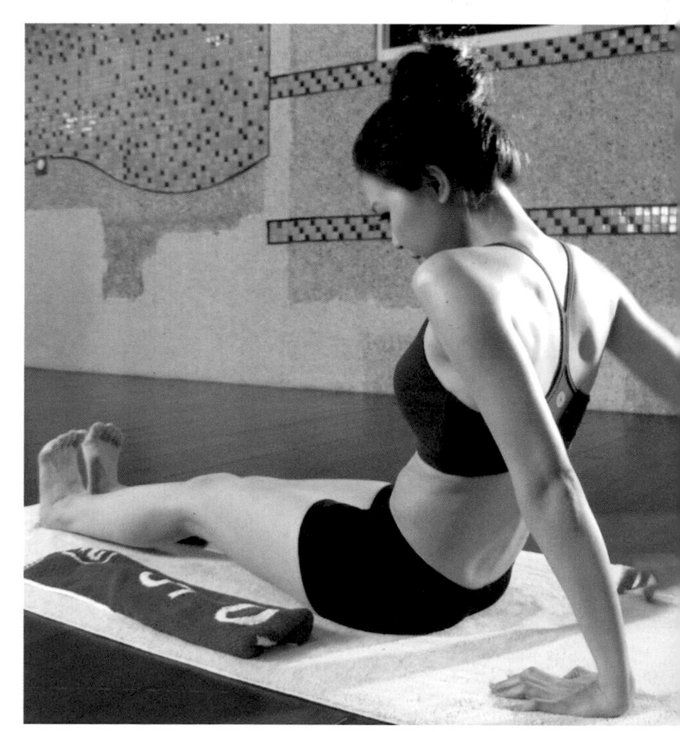

不良姿勢讓妳走不出歪版人生

人不管胖瘦，體態曲線都會受到生活中的壞習慣所破壞，如坐姿翹腳、愛站三七步、睡在結構不佳的寢具等，會造成骨骼結構改變、肌肉發展不平衡，輕則局部肥胖難瘦、反覆痠痛，重則行動不便、壓迫器官！尤其體型的中柱——脊椎，除了改變錯誤姿勢來導正它，以美化曲線，還要多做操伸展來延緩老化。

C型、S型脊椎側彎➡長期腰痠背痛、精神不振

如P30的背部曲線檢查，健康的脊椎正面看是直線，側面是微彎小S型，骨盆則平衡居中。但多數人因為不良習慣，造成正面看脊椎呈現C型或S型側彎，使關節出現左右受力不均，長期下來產生骨刺、退化性關節炎。當側彎度數過大，更會影響心肺功能、對腹腔增壓，不利婦女懷胎時的支撐力。

❶**C型脊椎側彎**：最常見側彎類型，連帶使骨盆前傾或後傾，容易產生小腹，對腰椎神經壓迫，造成椎間盤突出、四肢冰冷和婦女病。

❷**S型脊椎側彎**：受遺傳者不少，容易壓迫頸椎，引起腦神經衰弱、失眠、頭痛、頭暈、記憶力減退等。

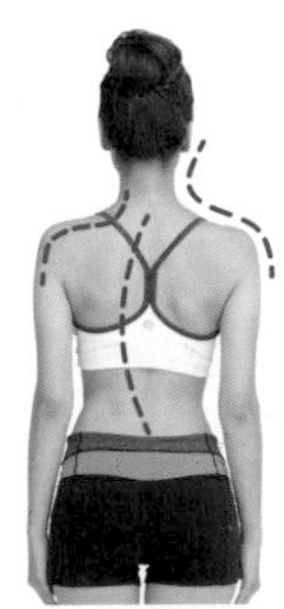

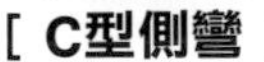

[C型側彎]

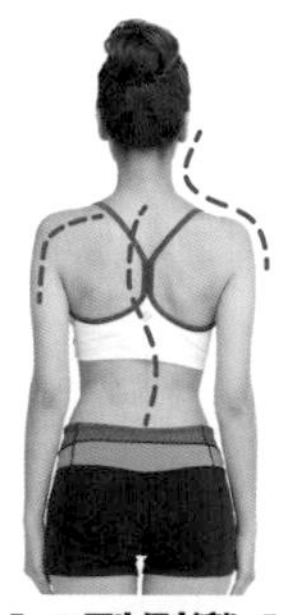

[S型側彎]

核心肌群歪斜➡患頸椎病高出4～6倍

人體橫膈膜到骨盆腔底之間，這群肌肉牢牢保護、支撐軀體中段，形成「天然護腰」，稱為「核心肌群」。長期的靜態生活讓骨骼和肌肉缺乏活動，特別是很難運用到深層肌群，他們就「睡著了」！據統計，核心肌群較無力的人，像電腦族患有頸椎病者，就比其他人高出4～6倍。

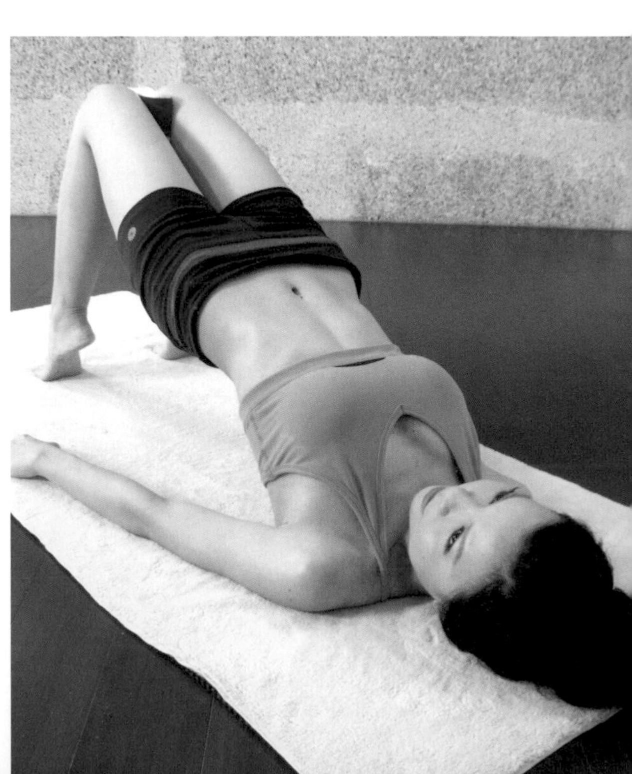

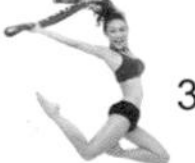

不明痠痛 暗藏重大疾病

台灣民眾曾經發生不明痠痛的人占80%以上，且患者年齡層愈來愈年輕。忽略痠痛或錯誤應對痠痛，都會惡化成慢性疼痛。不明痠痛除了因為不良體態引起，還暗藏許多病症警訊。

不明腰痠背痛 ➡ 當心多發性骨髓瘤

不明原因的骨頭痠痛、貧血、腎衰竭為「多發性骨髓瘤」的主要症狀，較多發於60、70歲的老年人；早期症狀容易被人忽略，門診曾有病患常感覺腰痛，因為病源漿細胞不正常增生，侵犯到骨髓。

疼痛超過3個月 ➡ 小心纖維肌痛症候群

「纖維肌痛症候群」是一種軟組織慢性疼痛疾病，影響肌肉、肌腱、韌帶……全身隱隱作痛，且多處按壓疼痛，伴隨出現憂鬱症、失眠、腸躁症、慢性頭痛等。如果長期疼痛，並伴隨以上各症，盡快就診才是上策。

骨頭痠到站不直 ➡ 冷氣病肌肉緊、骨頭痠軟

夏天很多民眾到我門診來看「冷氣病」，因為冷氣吹太久，產生肌肉緊繃、肌肉痠痛、過敏加劇。同時因為毛孔關閉，對病毒的抵抗力也降低而小病不斷。塑身者要維持身體好的代謝燃脂功效，還是盡量走出冷氣房，不要讓心血循環慢下來。

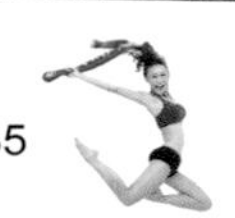

5個小動作找出體態問題

TEST 1 脊椎歪斜測試 左右側彎

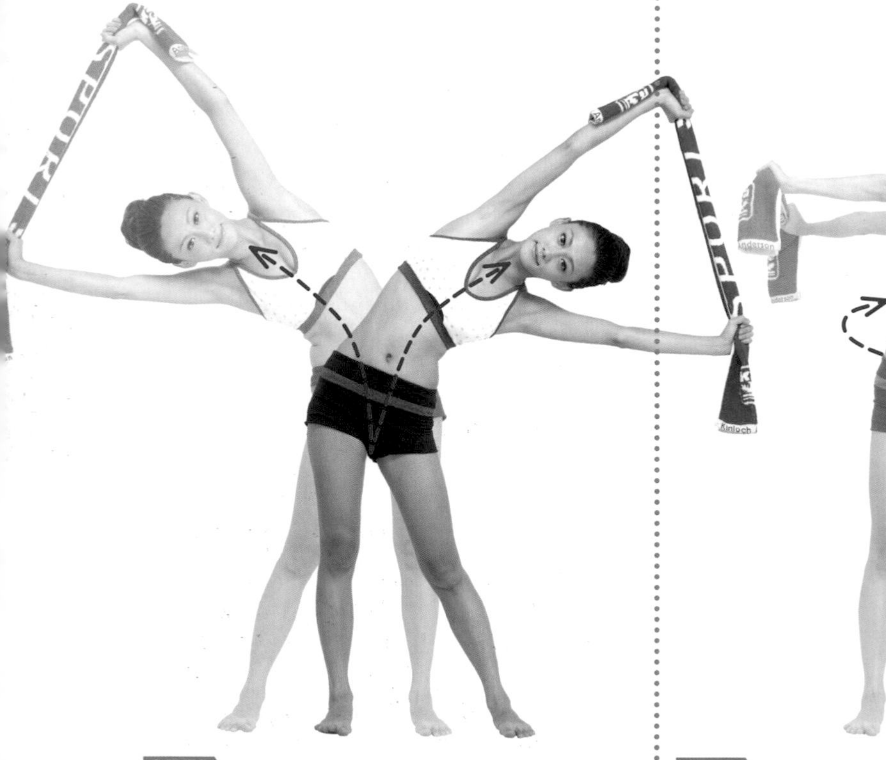

STEP

❶站立雙腳與肩同寬，兩手握毛巾平舉。
❷深吸氣，毛巾舉高向上伸直。
❸慢慢吐氣，從手到腰向左右側彎，維持10秒，重覆10次。

RESULT 如側彎時一邊的腰特別痠痛，或左右兩邊可彎曲的幅度不同，要小心身體有一邊較僵硬，重心常偏用一邊，造成脊椎歪斜。

INFO 當脊椎歪斜，體內一邊的神經系統受壓迫，轄區內臟器機能易有障礙而衰退，而另一邊臟器興奮亢進，造成囤積肥胖，體型就走樣了。

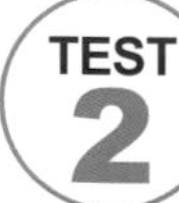

TEST 2 骨盆歪斜測試 左右扭轉

STEP

❶站立雙腳與肩同寬，兩手握毛巾平舉。
❷吐氣，手、腰部轉到左邊，骨盆不能轉，吸氣維持10秒。
❸吐氣，轉到右邊，吸氣維持10秒，回位。重覆10次。

RESULT 動作時都要保持骨盆在正中間，不能跟著轉。若轉身時髖骨會感到疼痛，表示骨盆有歪斜情況。

INFO 下半身肥胖者，有很大原因是骨盆異位，影響組織液循環滯留，過多廢物無法排出體外而堆積在臀部和下肢。

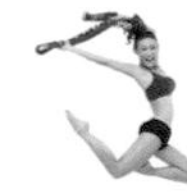

TEST 3 平衡測試 勾腳停留

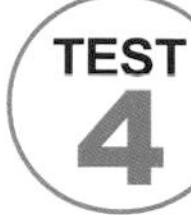

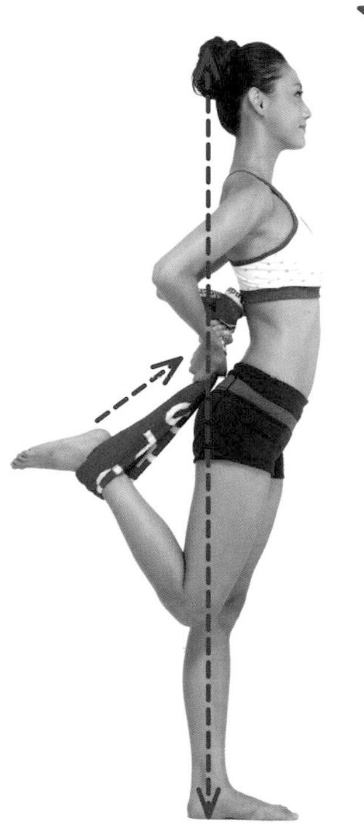

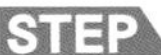

STEP

❶雙腳併攏，毛巾先繞到背後勾一腳腳踝。

❷雙手到身後把毛巾兩端握在一起，勾起腳踝。

❸吸氣，拉高小腿靠近臀部，抬頭挺胸維持10秒。

RESULT 因動作有毛巾支撐幫助身體平衡，若無法維持10秒，或搖搖晃晃則平衡感欠佳，要多加訓練。

INFO 平衡感佳在做運動時，容易做到標準且確實，才有助提升心肺功能。

TEST 4 柔軟度測試 後彎停留

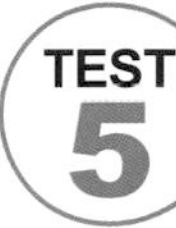

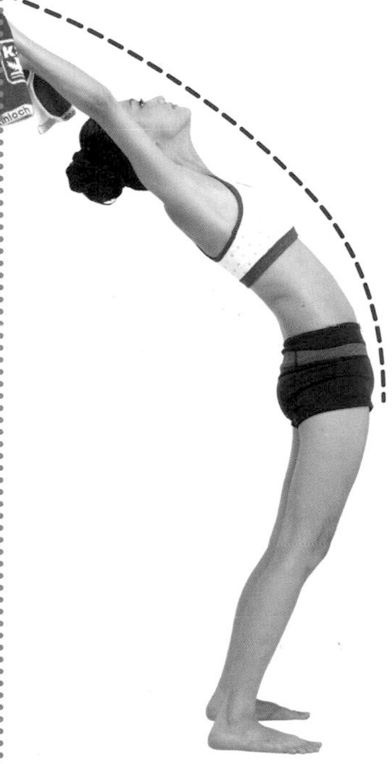

STEP

❶站立雙腳與肩同寬，兩手握毛巾兩端平舉。

❷吸氣，手伸直高舉過頭。

❸吐氣，往後下腰，維持10秒。吸氣回位。

RESULT 後彎時若腹部抖不停，表示腹肌無力、軟Q度不足。後彎程度不要勉強，每次吸氣多彎一點，可加強脊椎彈性。

INFO 肌肉彈性佳，運動時較容易雕塑身材。建議做操前先暖身（P53）。

TEST 5 腿肌測試 雙腿內夾

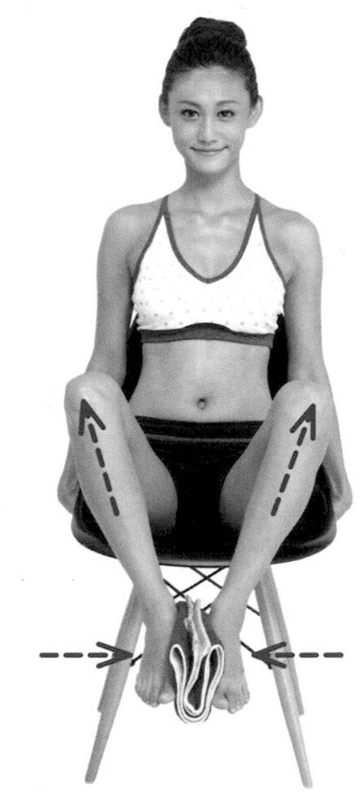

STEP

❶坐在椅子上，雙手放在臀部後方，以利支撐。

❷把毛巾球夾在兩腳底中間，吸氣，兩膝彎曲。

❸慢慢吐氣，專注兩腳掌相互施力，維持10秒。

RESULT 用兩腳掌力量夾毛巾，也應感受到大腿抬高和內夾的力道；若無法撐過10秒表示腿力太弱。

INFO 腿力太弱走路會拖地，也易駝背、骨盆歪斜，多做此動作可改善。

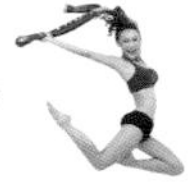

PART 2 知識篇

毛巾操

是科學，也是變身奇蹟！

認識有氧毛巾操驚人的原理功效，輕鬆燃脂、雕塑曲線！

40 必知！ **脂肪是破壞S曲線的魔王**
—— 想擁有漂亮身型，要先把「脂肪」燃燒掉！

42 進階！ **曲線與肌力是美型關鍵**
——「雕塑」局部線條，應該多鍛鍊肌力

44 相信！ **毛巾操為什麼可以燃脂塑身？**
—— 4大健美科學原理，醫師掛保證！

46 訣竅！ **怎樣做毛巾操最能促進燃脂？**
—— 4大做操要領，塑身效果加乘！

48 提醒！ **該怎麼選陪妳做操的好毛巾？**
—— 依據質料？手長？動作？

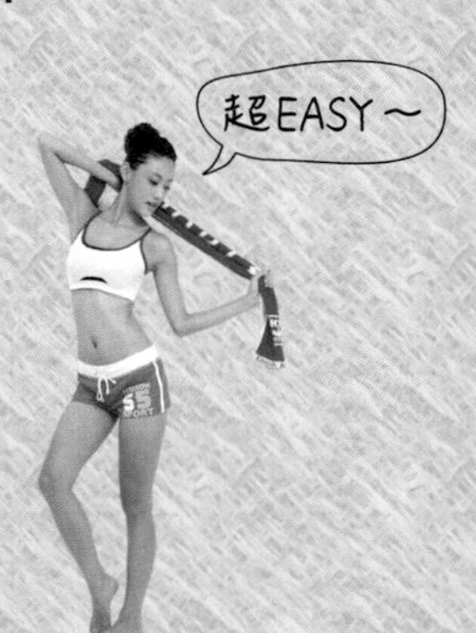

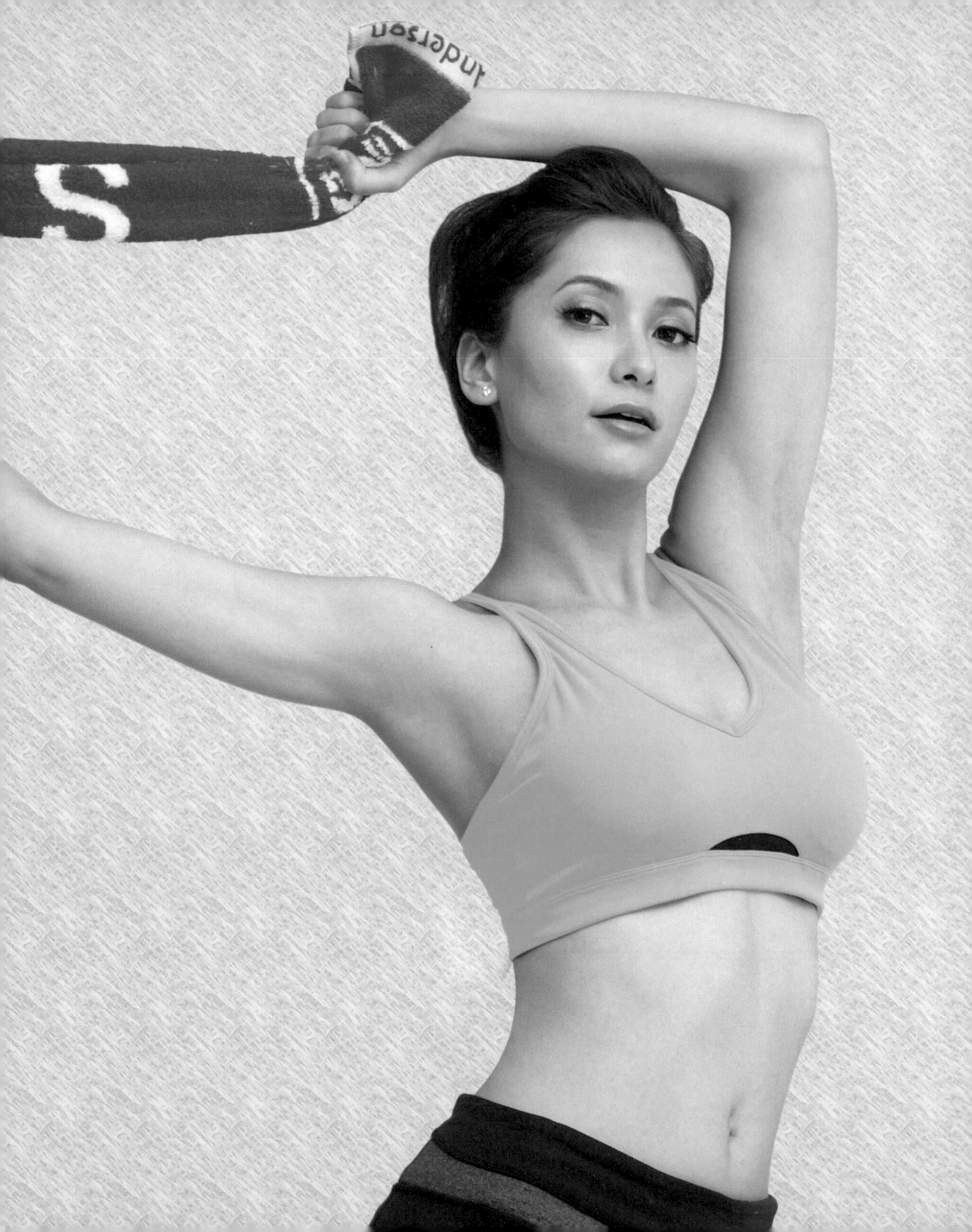

必知！

想擁有漂亮身型，要先把脂肪燃燒掉！

脂肪是破壞S曲線的魔王

油脂類、體脂肪、血脂肪大不同

「油脂類」是我們每天必需攝取的六大營養素之一。不過，剛吃下肚的食物還不是妳真正的「體脂肪」；等身體代謝，多餘的脂肪被吸進血液裡，這時是平常抽血檢查被測得的「血脂」。當血脂含量過高，這時又被身體吸收，成為包覆在內臟、皮下組織的「體脂肪」，當超量時就算是「肥胖脂肪」。

體脂過高會造成脂肪肝、脂肪心等病變；外型上則體積膨大、變形、鬆垮；就像我們在市場肉攤看到的肥肉，**脂肪細胞組織鬆散，同樣1斤的重量，看起來就比蛋白質含量高的瘦肉要大許多。**血脂肪和體脂肪呈現一種動態平衡，一方代謝不正常的累積會導致另一方上升。

因此，**「體脂肪含量」成為塑身者的重要指標，比單看「體重」來得精實，市售「體脂肪計」也很方便檢測。**它會因年齡、性別而標準不同，根據中華民國肥胖協會報告數據，**成年女性理想的體脂肪在17～27%之間，一般30歲以下女性較低，30歲以上會略高。**

適當的體脂肪量可以保護內臟器官，維持生理運作正常，保持肌肉皮膚豐潤，是身為曲線美人的必要條件。體脂太高或太低都會影響體型、體重、代謝和心血管病變，甚至是壽命長短。好比時尚圈爭議不斷、太瘦的「紙模」，過度節食或杜絕脂肪，體脂肪低到賀爾蒙失調、影響生理週期，甚至危及性命；其體態也呈現乾疲老態，實在稱不上有魅力。

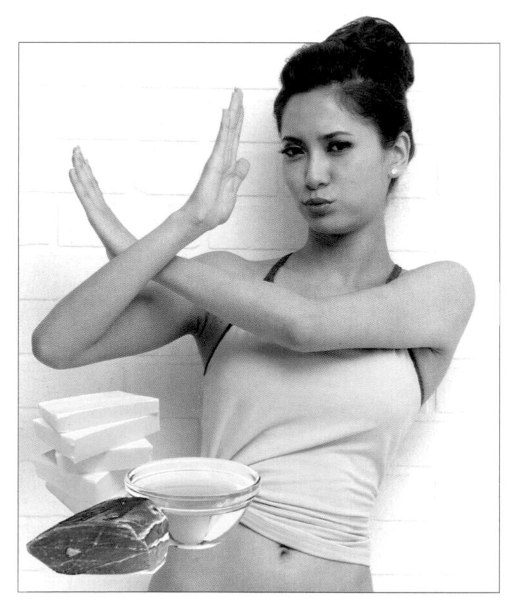

理想體脂肪率

性別	30歲以下	30歲以上	肥胖
女性	17～24%	20～27%	30%以上
男性	14～20%	17～23%	25%以上

人體3大脂庫2類肥胖，寧可胖屁股，不要胖腰！

人體脂肪都存在3大脂庫：**❶號脂庫「皮下組織」**：佔總體脂肪量的50%，具有保持體溫、緩衝壓力等功能；**❷號脂庫「內臟周圍」**：可以支撐、固定內臟；**❸號脂庫「腹內大網膜」**：有胖到大腹便便的貯油實力。3大脂庫的貯藏量是沒有限度的，所以人可以無止境的發胖；2011年美國最胖的女人可是有317.5公斤。

依照上述，又可把肥胖分成兩類：**第❶類「皮下脂肪堆積型」（皮下肥胖型）**：脂肪集中於腹部、臀部、大腿部皮下組織內，特徵是臀圍較大，下半身肥胖；**第❷類「內臟肥胖型肥胖者」**：血中膽固醇明顯升高，血糖下降慢，更易患高血壓病、動脈硬化症和糖尿病。這可做為我們做操和飲食控制的計畫依據。

此外，一般男性的脂肪容易集中在腹部，**女性則容易集中在皮下、臀部和大腿；也有研究發現，腹部胖的人比臀部胖的人有健康危險。**臀部胖而腰圍不胖的人，體內高密度脂蛋白膽固醇（HDL）含量高，能清除存在於血管壁上的膽固醇，有效預防心臟病；肚子胖臀部不胖的人，HDL含量低，患心臟病的可能性就大。因此，多加強腰肌鍛鍊，減少腹部脂肪堆積，能讓脂肪合理的分佈，這兼具S曲線美形和健康的意義；如P17提過，「腰臀比」比臀圍重要。

飲食控制＋有氧運動才能有效燃脂

想要有效率的降低體脂肪，單靠節食練不到想改善的部位，效果也不及「飲食控制＋運動」雙管齊下。

不過，也不是所有的運動對「燃脂」都很有效。**「有氧運動」、「有氧操」才是醫界公認最有效的燃脂方法，**它能增加身體攝氧量，而氧氣正是燃脂的燃料，讓妳更有效管理體重。

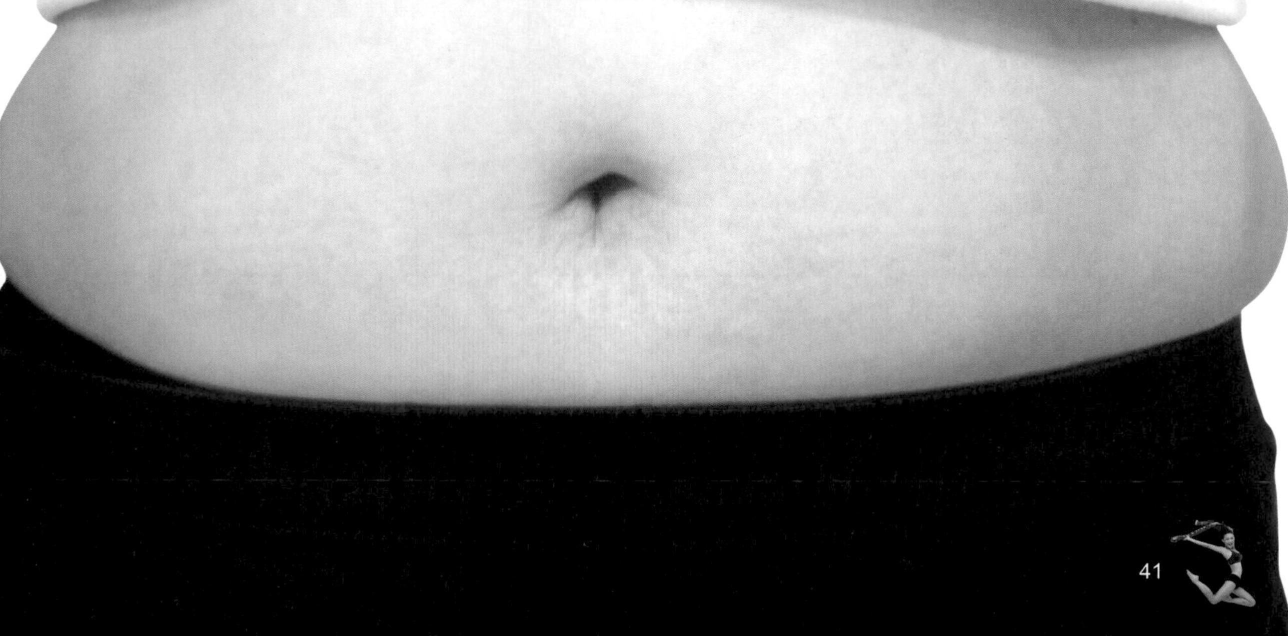

進階！

「雕塑」局部線條，應該多鍛鍊肌力！

曲線與肌力是美型關鍵

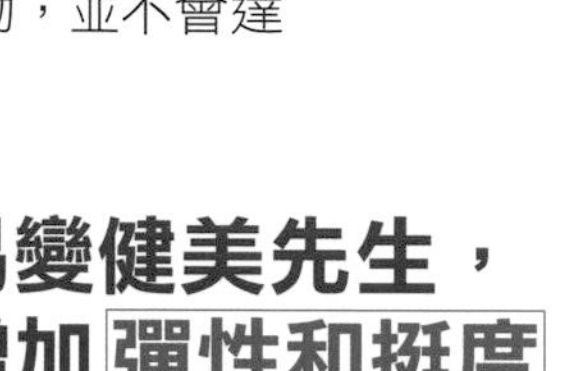

「肌肉？不會吧！」一般女生聽到鍛鍊肌肉，總會擔心變成健美先生。事實上，女生天生基因和荷爾蒙的關係，即使從事肌力運動，並不會達到那樣的程度。

沒那麼容易變健美先生，練肌肉是增加彈性和挺度

肌肉是天然的塑身衣，有緊實的肌肉，才能呈現出流線的性感曲線。因為肌肉有**「彈性能」**（elastic energy），在鍛鍊時，拉長伸展儲存能力；收縮時，便讓儲存的彈性能和收縮力量獲得釋放，在一拉一縮間增加肌力表現。因此，當肌肉量增加，便可延展提升身體的彈性，使持續在燃脂的狀態，以及保護關節和骨骼不歪斜。

若肌肉鬆弛，則會影響身形，還會降低身體的含氧量，造成循環不良；即便瘦也是鬆軟無力，甚至病痛纏身。而增加身體「血氧量」最有效的方法就是，做毛巾操之類的有氧運動，在意識很專注的狀態下進行，以增加心肺功能，又增強肌肉強度。

瘦只是順便，凹凸緊緻才是女體美

我一再強調，**「肌肉組成＋比例曲線」才是完美體型的兩大架構。**如果你開始做毛巾操時，就急著站上體重機，有可能會失望，因為利用運動瘦身不會那麼快降到體重。

事實上，你會先感受到身體曲線正在變化，褲子變鬆、腰變細、排便順暢、氣色變好、不再失眠等明顯改變；體重有點變化，但不一定明顯。原因是肌肉組織的密度高（多是蛋白質成份），相較於同體積的鬆散脂肪，重量多達4～5倍。因此，我會說運動變瘦只是順便，真正重要的是，體質身形會因為做操而變得更緊實、有曲線。

S曲線關鍵部位主要鍛鍊肌肉

胸部

[主要鍛鍊肌肉]：Ⓐ「胸大肌」支撐胸腔和乳房，多鍛鍊可預防下垂、胸型堅挺。**Ⓑ「胸小肌」**在胸部外側下方，附著在肋骨胸壁，有助乳房集中。（美胸毛巾操→P56、58、86、88、90）

側腰

[主要鍛鍊肌肉]：Ⓒ「腹外斜肌」位腹前外側淺層，**Ⓓ「腹內斜肌」**位腹外斜肌深層，多練習轉體動作，能刺激肌群纖瘦緊實！（纖腰毛巾操→P60、94）

前腹

[主要鍛鍊肌肉]：Ⓔ「腹直肌」位腹前壁正中線兩側，即六塊腹肌、王字腹肌區塊，女生多做腰腹操能練出明星級 11 字腹肌。**Ⓕ「腹橫肌」**為深層肌肉，作用在穩定脊柱、核心肌群。（緊腹毛巾操→P62、92）

腿部

[主要鍛鍊肌肉]：Ⓖ「內收長肌」就是反應大腿內側鬆弛的區塊，大腿夾毛巾的操式可增加緊實度。**Ⓗ「腓腸肌」**即蘿蔔腿部位，多做伸展操能美化腿型、拉長線條。（美腿毛巾操→P68、70、100、102、104）

肩臂

[主要鍛鍊肌肉]：Ⓘ「斜方肌」位頸部和背部皮下，健身肌肉變短時，雙肩穩定可修飾垂肩。**Ⓙ「肱二頭肌」、Ⓚ「肱三頭肌」**都在上臂，肱三頭肌鬆弛時，易堆積脂肪有蝴蝶袖；鍛鍊它們能勻瘦美形。（肩臂毛巾操→P75、76、77）

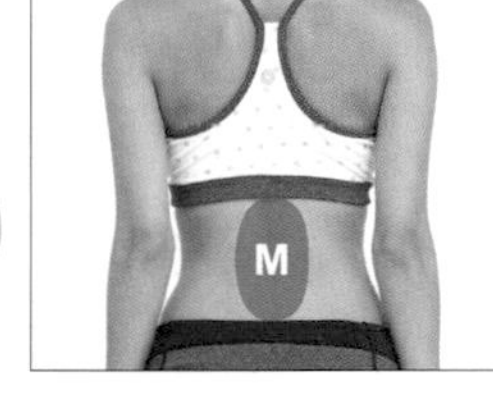

骨盆肌力

[主要鍛鍊肌肉]：Ⓛ「腰方肌」位脊柱腰部兩側和骨盆內，增強可改善骨盆歪斜。**Ⓜ「多裂脊肌」**位脊柱下段深層，是訓練骨盆底肌力、耐力、反應力主肌群之一，防治下垂又挺身。（骨盆毛巾操→P36、98）

臀部

[主要鍛鍊肌肉]：Ⓝ「臀大肌」位骨盆後外側面，可練造小緊圓翹的蜜桃臀。**Ⓞ「臀中肌」**位臀大肌上方，牽動臀大肌肉纖維，能預防下垂。（翹臀毛巾操→P64、66、96、98）

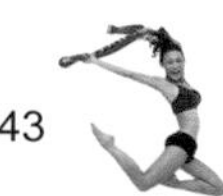

相信！

4大健美科學原理，醫師掛保證！

毛巾操為什麼可以燃脂塑身？

原理 1 ***長效的！***

應用站、蹲、出力、放鬆，「高低差」拉長燃脂時效。

當你在做一個循環式的有氧操時，經常可以聽到「放鬆」、「用力」的名詞，尤其在放鬆時，有些老師還會原地踏步調節呼吸，原因有兩個：一是如果太快停下來，擔心身體適應不好造成岔氣；**二是保持身體持續運動，即使是簡單的踏步，仍然可以維持脂肪燃燒。**

本套塑身毛巾操也利用相同原理，例如簡單的左右扭轉動作，我加上半蹲姿勢，增加肌肉群活用外，**即使放鬆時仍保持半蹲，身體還在用力加強，如此即可以延長燃燒脂肪的時間。**

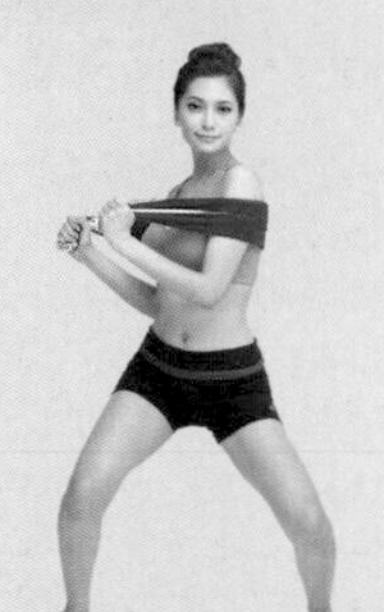

動停方式 VS. 蹲停方式　脂肪燃燒功率比較圖

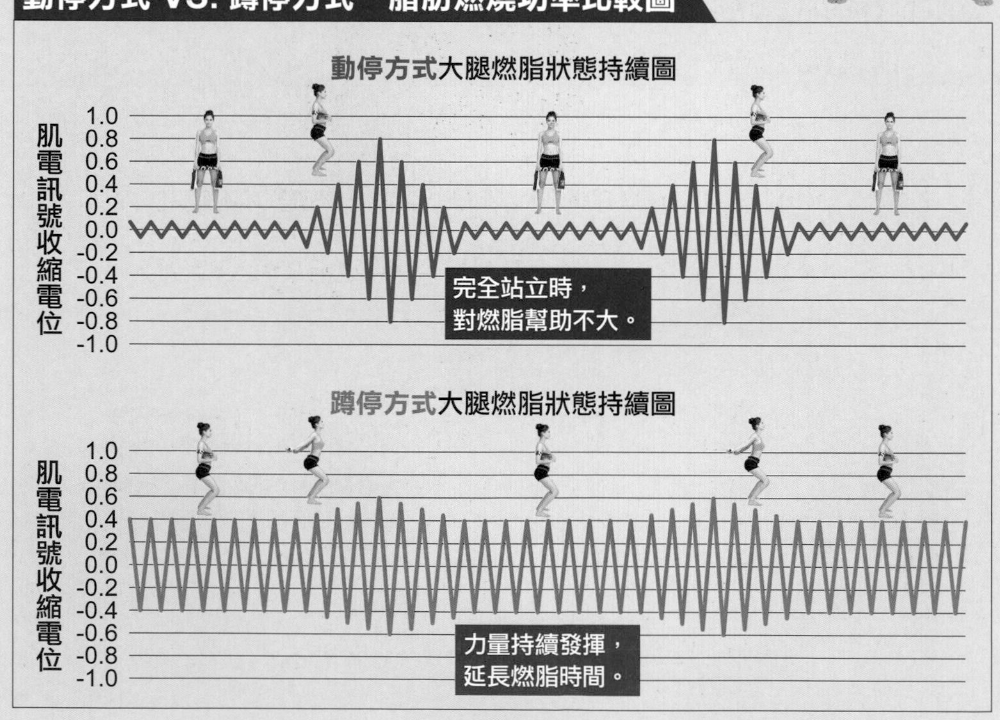

原理 2 有氧的！

屬有氧運動增加「生長激素」，加速深層脂肪分解。

相較於我前兩本書《瘦身毛巾操》、《拉筋毛巾操》的動作設計，本套塑身毛巾操更強調運動的力度和強度，提高操式的維持時間、次數、難度，大大提高活氧量。

毛巾操正是屬於有氧運動，其特點就是能增加生長激素，有助分解體脂肪；開始做操時，體內會產生生長激素分解「中性脂肪」，運動1小時後，脂肪會持續分解「游離脂肪酸」到血液裡，增加為2倍而較快被消耗。進一步說明就是，**有氧運動會讓肌肉對血中游離脂肪酸、葡萄糖的利用增多，導致脂肪細胞釋放大量的游離脂肪酸，使脂肪細胞瘦小**；同時也使多餘的血糖被消耗，不會轉化為脂肪。

何謂「游離脂肪酸」

人體內過多的葡萄糖會轉化為脂肪儲存。在需要時脂肪會被分解成「游離脂肪酸」，然後再次進入血液，為細胞提供能量。而脂肪燃燒分兩階段：一開始是分解體內皮下臟器的「中性脂肪」，即「三酸甘油脂」；第二階段才是分解血液中釋出的「游離脂肪酸」。

原理 3 均衡的！

「懸吊作用」矯正體態，挺度、線條、肌力變好。

經常有讀者跟我反應，毛巾操給他們很多「驚喜」！「看似簡單的毛巾操，做起來怎麼那麼累！」；「我照著書做操，駝背被修正了，還額外改善了失眠問題。」……

其實，毛巾操多樣的操式，從簡單活動養生、防治痠痛，到減重健美、矯正體態、改善不適等功效任選。有毛巾幫忙做操，能穩定動作、增加力量、借力使力，甚至**運用復健「懸吊系統」，以槓桿原理來借力使力，增加關節穩定度、促進肌肉群平衡，矯正歪斜的體型**。在一拉一扯的做操中，會藉用到平常較少活動、深層的肌肉群，不只是表面肌肉。所以，做完操時感到痠痛疲憊，這是正常現象。

原理 4 多用的！

兼具「有氧、無氧」功效，全身勻瘦又重點雕塑！

關於雕塑身材，絕不建議單做無氧運動，像重量訓練，雖然可以擁有結實肌肉，但是缺乏有氧操伸展，脂肪不會被消耗，反而成為像蘿蔔腿一樣。或只以飲食控制想減重或增肉，無法練到想練的部位，而且復胖機率是百分之百！

毛巾操是能夠同時消脂、鍛鍊肌肉的運動；**能兼具有氧的持續性耐力、無氧運動的肌力**。它幾乎所有操式都要運用全身肌肉的協調性；特定的操式更可以感受到重點肌肉群正被擠壓或伸展。而我強調操式中維持停留的作用，則是在增加肌耐力，讓身體充分伸展，緊實鬆弛的肌肉群。

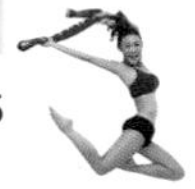

訣竅！

4大做操要領，塑身效果加乘

怎樣做毛巾操最能促進燃脂？

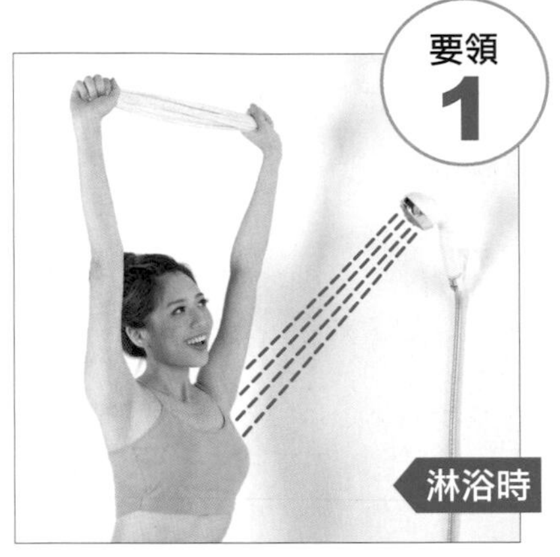
淋浴時

要領 1

把作息分段，自然融入做操。

做毛巾操不用刻意每天挪出「做操時間」、「在特定地點」，讓毛巾操自然融入生活之中，最能落實持久。根據來自美國人口的統計，將運動融入日常生活的人，大多自述身體更健康、心理壓力更小。我建議大家，尤其忙碌的職業女性、家庭婦女，**將平日作息時間分成：起床、通勤、午休、居家、淋浴、睡前等時段，把站姿、坐姿、躺姿等毛巾操動作融入該時段做操塑身**，兼能消除疲勞，也不會對正規作息造成負擔。

要領 2

掌握下午30分鐘「燃脂黃金時段」。

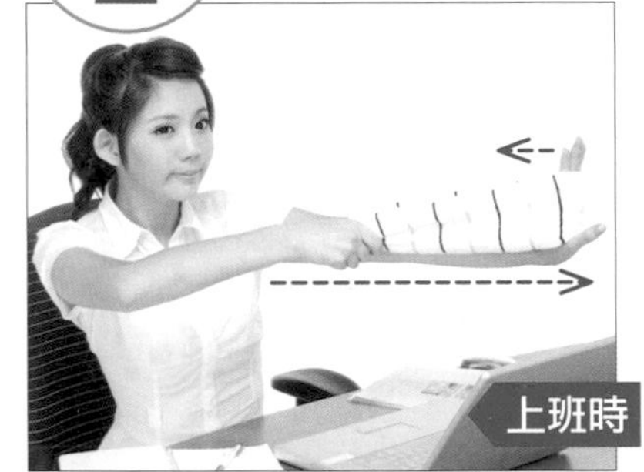
上班時

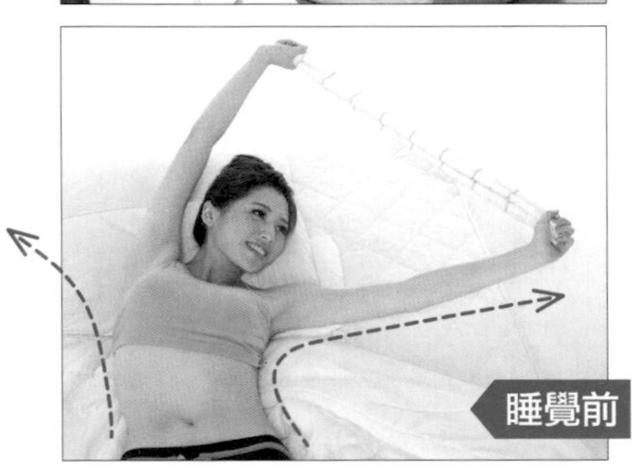
睡覺前

—— 下午3～6點是最佳運動時間！

身體機能運作有一定的循環規則，一天當中最適合運動做操的時間在下午3～6點，健美效果加倍！因為**此時埋在下丘腦的生理週期節律指揮，體溫處於最高點，肌肉最暖和且最有彈性，反應最快，力氣最大**，人也最清醒，不易受傷，而脈搏跳動與血壓則最低。但這段時間大多數人要工作、上課，因此可選擇早上或傍晚做操。反之，每天晚上11點～凌晨1點是肝臟排毒的時間，此時應該充分睡眠，才不會累積疲勞和毒素，而讓隔天恢復活力！

—— 做操30分鐘，持續燃脂6小時！

根據丹麥的研究報告，運動後可持續燃燒脂肪6小時。而通常要持續運動30分鐘，才會開始燃燒到囤積的脂肪。因為此時血流量在脂肪組織作用達到高峰期，血液忙著把分解的脂肪酸、甘油快速地運送到身體各部位使用。**即使30分鐘後妳停止做操，燃脂的作用也會降了又升，可持續長達6小時呢！**

要領 3 適時調整做操量及強度。

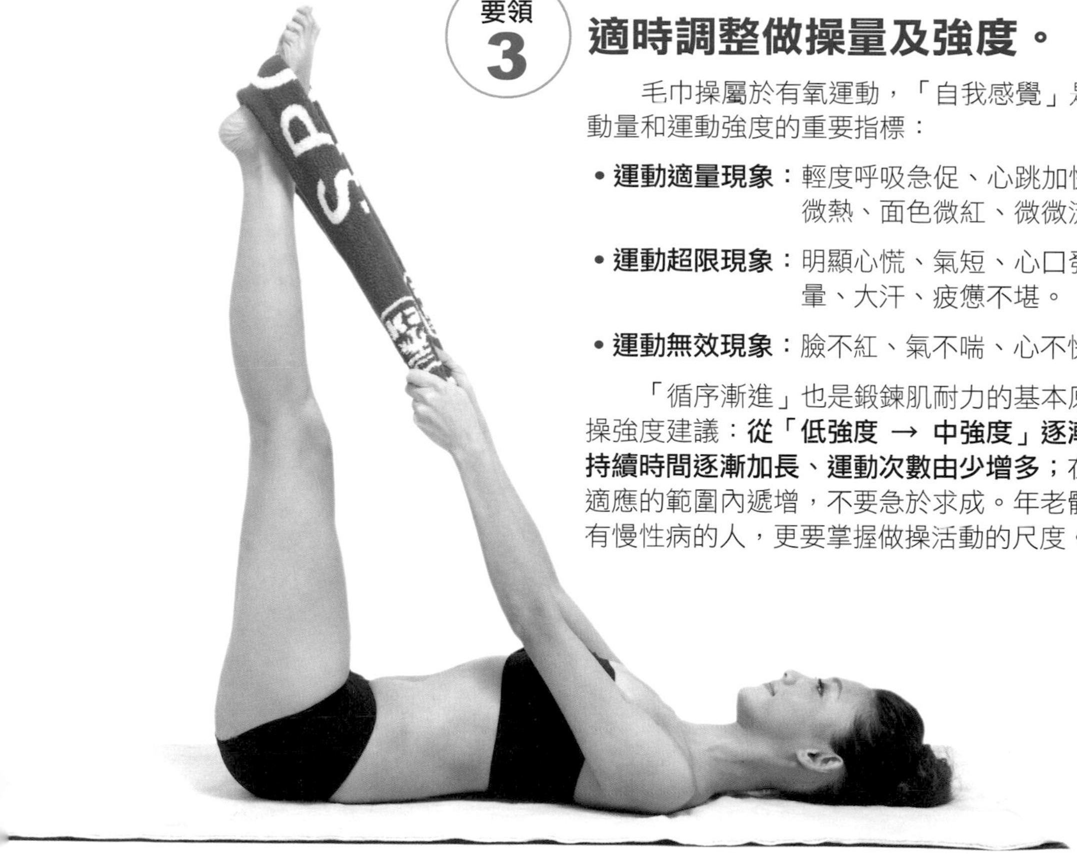

毛巾操屬於有氧運動，「自我感覺」是掌握運動量和運動強度的重要指標：

- **運動適量現象**：輕度呼吸急促、心跳加快、身體微熱、面色微紅、微微流汗。
- **運動超限現象**：明顯心慌、氣短、心口發熱、頭暈、大汗、疲憊不堪。
- **運動無效現象**：臉不紅、氣不喘、心不快。

「循序漸進」也是鍛鍊肌耐力的基本原則。做操強度建議：**從「低強度 → 中強度」逐漸過渡、持續時間逐漸加長、運動次數由少增多**；在自己可適應的範圍內遞增，不要急於求成。年老體弱者或有慢性病的人，更要掌握做操活動的尺度。

要領 4 「做操＋燃脂飲食」要雙管齊下。

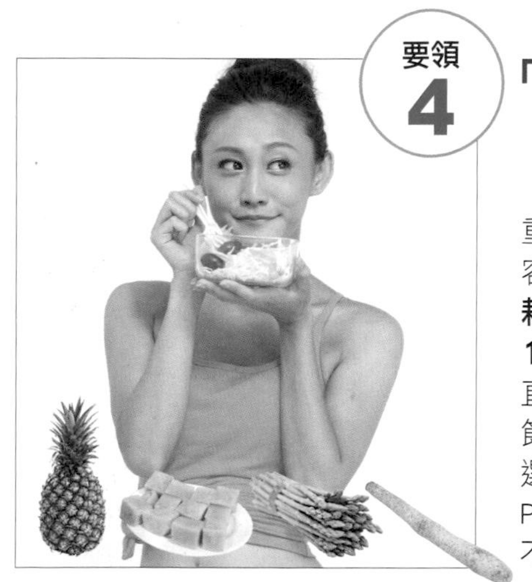

前面提過，要達到雕塑身材的效果，一定要「減掉多餘脂肪＋增加肌力」兼顧進行。而任何體重管理的方式，也要「運動＋飲食控制」並行，更容易見效。要確實減到囤積的脂肪，必須是**「消耗熱量＞進食熱量」，而且消耗7700大卡才能減1公斤**；如果單靠做操而沒有控制飲食，很可能一直追不到減重效果，也會產生挫折感。不過，不當節食又會降低新陳代謝，遲滯減重速度。因此，選擇有助燃脂的食物就相當重要，可以參考本書P115～119，教妳吃對「養瘦食物」，有助減重、不復胖，也讓妳健美成長、保持青春體型。

提醒！

依據質料？手長？動作？

該怎麼選陪妳做操的好毛巾？

要有好觸感、耐拉度，選做操毛巾掌握3重點

做毛巾操的必備工具——毛巾，每個家庭都有，不需要昂貴、講究名牌，但須兼具耐拉、吸汗、觸感柔軟，尤其適當長度等機能性，才最實用。

針對不同動作需求，建議預備多種長度的毛巾，才符合自己的手長，達到伸展效果。例如：做雙手張開或拉腳的大動作，一般150～160公分女性，用110公分的毛巾大多足夠伸展；165公分以上或手長者，大動作時就建議選比120公分長的毛巾。如果是毛巾要摺成球狀或厚度的動作，可以用浴巾、厚毛巾來摺出厚度。

提醒各位，當妳手邊沒有毛巾，又很想馬上拉伸一下，就近的小外套、圍巾、薄毯也可以替代做操喔！

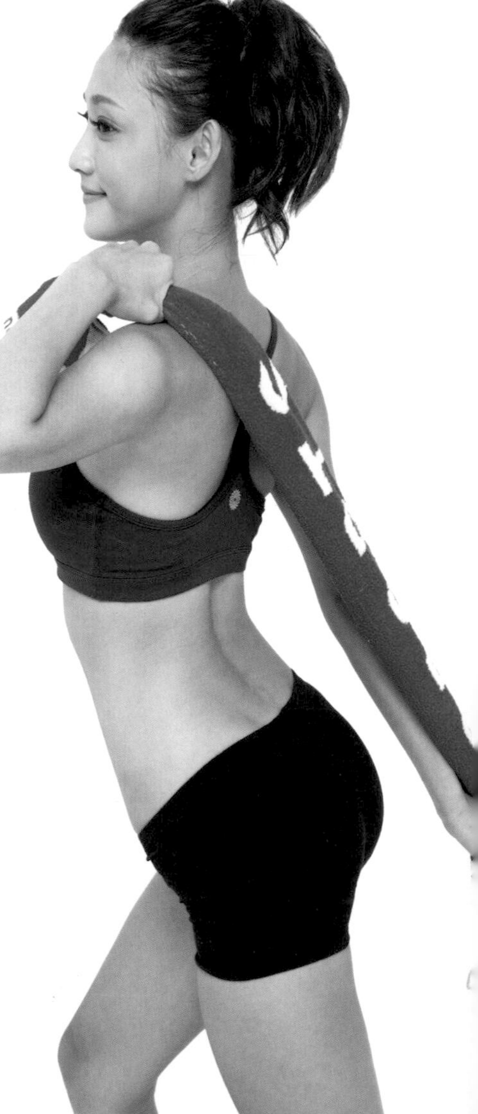

挑選重點❶ 材質吸水，觸感柔軟

➡ 建議純棉、聚脂纖維材質，有凹凸設計易於手握。

挑選重點❷ 長度依手長挑選

➡ 家用或運動毛巾皆可，長度大多100～120公分；寬20～40公分，寬度較窄，易於手握。

挑選重點❸ 標示9認證安心毛巾

➡ 合格無毒的安心毛巾應有9個規範標示：產品名稱、執行標準、廠名廠址、等級品、纖維含量、型號規格、洗滌標誌、安全類別、合格證。

更多做操加分的小道具

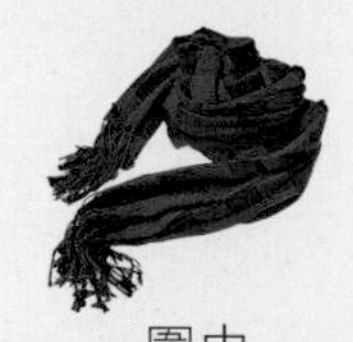

圍巾

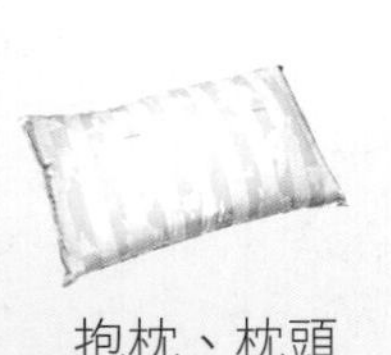

澡巾

抱枕、枕頭

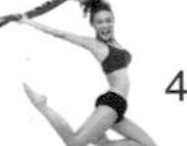

要動作流暢有效，依不同動作類型選毛巾長度

❶雙手握毛巾中段，相距近的操式➡家用、運動毛巾

一般家用毛巾長約70～80公分，適合做雙手只需握毛巾中間，相距一個拳頭寬或與肩同寬的動作，可以加強作用力道，確實執行動作。

[動作舉例]：P58後背擠壓、P75背後直拉。

[毛巾舉例]：右底圖家用毛巾100%棉、新疆最高等級棉花製成，質輕、繡花握感佳。（双星毛巾，76 × 33cm）

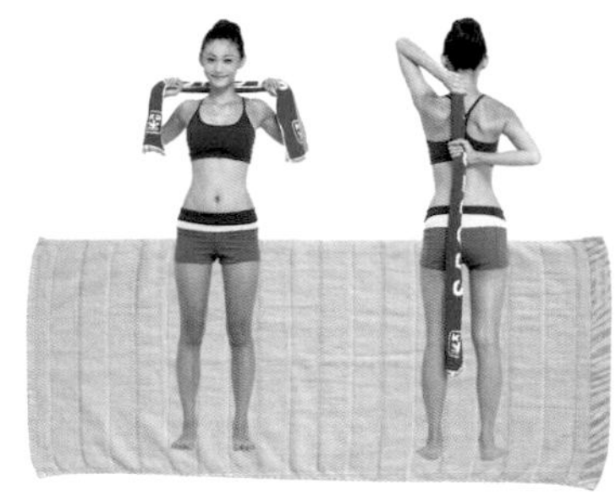

❷張臂、拉腿操式，手長人高者➡運動毛巾

大動作毛巾操需張開手臂或拉腿，一般我會用運動毛巾，長度約110～120公分，材質也較耐拉，才能確實伸展。另外，身高165公分以上，或手臂較長的人，建議選更長的毛巾，充分伸展。

[動作舉例]：P64小臂前後彎、P86舉手後拉。

[毛巾舉例]：右底圖運動毛巾100%純棉製成，厚實耐拉，絨面觸感柔細，吸水性強。（金・安德森運動毛巾，110 × 22 cm）

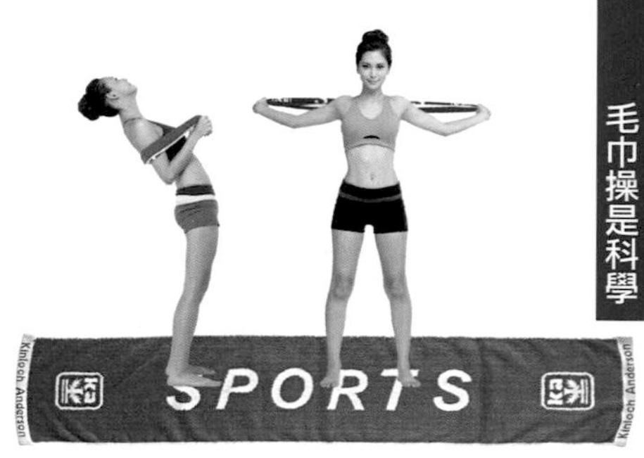

❸需厚實感、摺成球狀的操式➡大浴巾

有些動作需把毛巾摺成有厚度或球狀，夾在腿中或壓在腹臀下、脊椎下，是為增加動作穩定性和施壓的力量，可用大浴巾來增加厚度，或枕頭取代。

[動作舉例]：P62併膝上提、P96縮腹抬腿。

[毛巾舉例]：右底圖浴巾100%純棉、竹炭棉紗製成，抗菌防臭，觸感柔軟，吸水性佳；拉筋操、沐浴後擦身皆宜。（金・安德森經典竹炭浴巾，130 × 70cm）

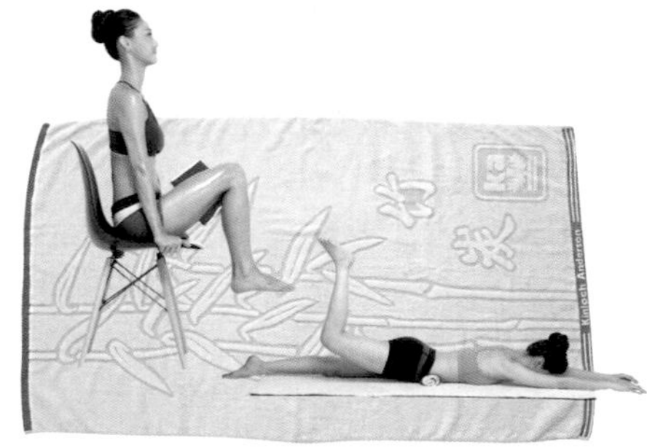

❹用於腳部操式，需耐髒、常洗的毛巾➡灰深色毛巾

我建議做毛巾操時，可以多準備一條毛巾做腳部毛巾操。因為隨時都會放在地上踩著、容易用髒，可選舊的、耐洗的、灰深色毛巾分開使用。

[動作舉例]：P70抬腳扳腳趾、P78抬腳壓腳。

[毛巾舉例]：右底圖抗菌毛巾70%棉＋30%健康竹炭紗製成，吸水消臭。（皮爾卡登竹炭毛巾，76 × 33cm）

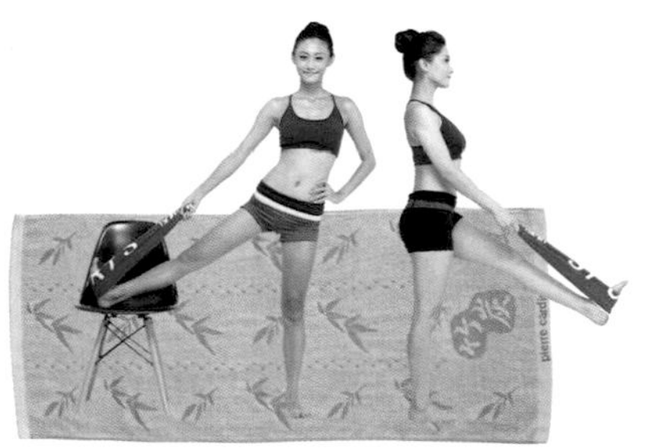

毛巾操是科學

PART 3 燃脂篇

減掉大塊脂肪，

先讓胸腰臀腿回歸天賦曲線！

更精緻的瘦身計畫，就是要分塊照顧。

14個必練燃脂毛巾操，燃出「性感女體」的黃金比例！

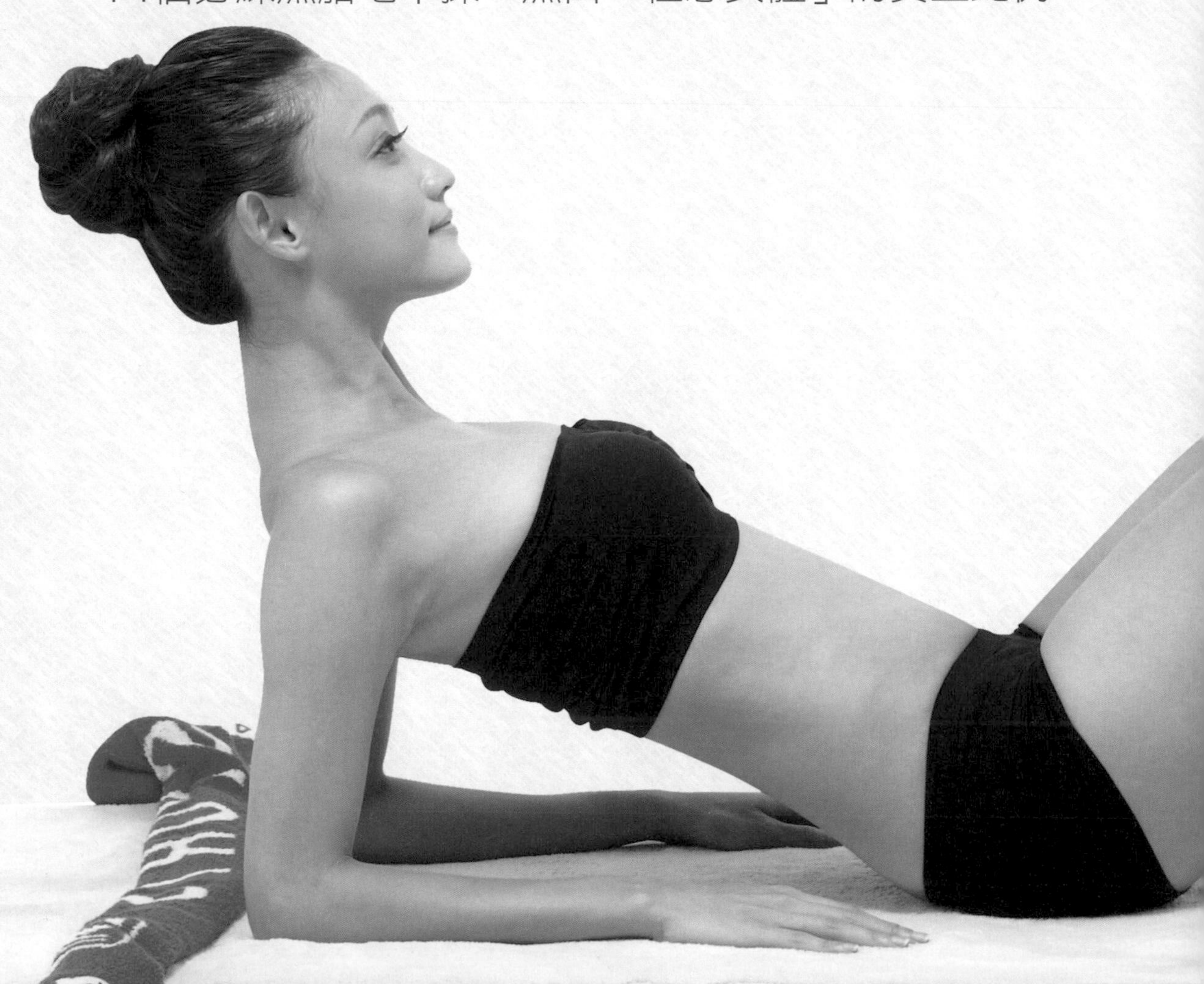

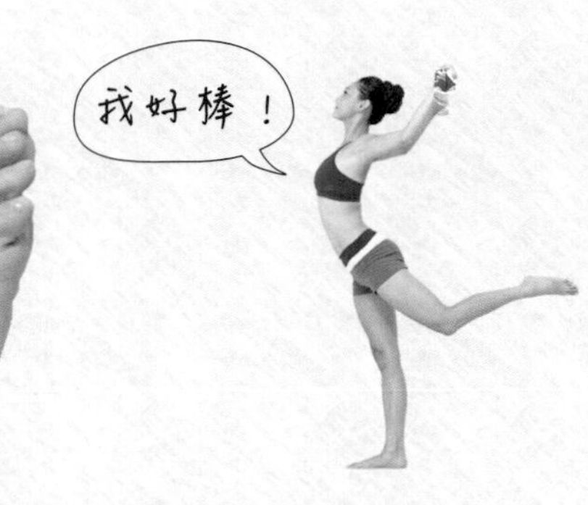

52 [暖身] ● 腹式呼吸法 毛巾操呼吸法，吸鼓吐縮

53 [暖身] ● 暖身大伸展 活化全伸肌肉，集中意識

54 8個最關鍵燃脂毛巾操，讓「4大性感部位」凹凸有致！

56 [胸部] ❶ 雙手合拜 消除副乳，胸部集中不外擴

58 [胸部] ❷ 後背擠壓 胸型更堅挺，消除後背肉

60 [腰部] ❸ 左右美腰 消除腰側贅肉，打造小蠻腰

62 [腰部] ❹ 併膝上提 瘦小腹，鮪魚肚再見

64 [臀部] ❺ 小臀前後彎 久坐肥臀、酪梨身得救

66 [臀部] ❻ 抬腿壓臀 修飾馬鞍部、小尻去紋

68 [腿部] ❼ 坐姿纖腿 臀、大腿、小腿整體纖瘦

70 [腿部] ❽ 抬腳扳腳趾 消除蘿蔔腿，消水腫

72 6個更細節燃脂毛巾操，讓「5大延伸線條」精緻展現！

74 [下巴] ❾ 小臉轉頸 V字臉變小，消雙下巴

75 [手臂] ❿ 背後直拉 天后的二頭肌，消蝴蝶袖

76 [手臂] ⓫ 手臂後抬 頸肩臂、三角肌美形

77 [肩背] ⓬ 背部起身 熊背變瘦，紓解痠痛

78 [腳踝] ⓭ 抬腳壓腳 纖瘦腳踝，延長小腿

79 [全身] ⓮ 高舉飛躍 全身修長，纖瘦背部

80 PLUS！問答篇 呂醫師門診常見Q&A——
燃脂毛巾操變瘦．不復胖問到底！

腹式呼吸法

DVD示範

功效：毛巾操呼吸法，吸鼓吐縮

建議次數	強健肌肉	做10分鐘消耗熱量
每回 5~8秒 想到就做	核心肌肉群 腹外斜肌 股內斜肌 腹直肌	19.5 大卡

做毛巾操應該採用「腹式呼吸法」，運用腹部肌肉，吸氣時深層地把大量氧氣吸入腹部，讓肺部和腹部鼓起；吐氣時嘴巴吐氣，腹部肌肉內縮把空氣壓出去。搭配其它操式時，要謹記「動作放鬆時吸氣，用力時吐氣」的原則。它可以提高新陳代謝，加速燃燒內臟脂肪；進行時體溫會升高，容易排汗，也可用來單獨暖身。

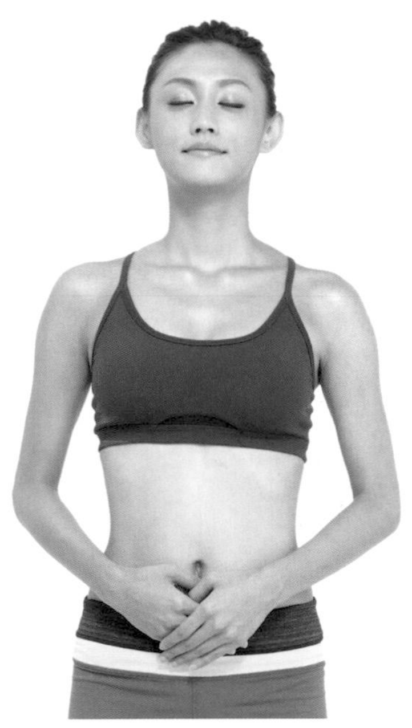

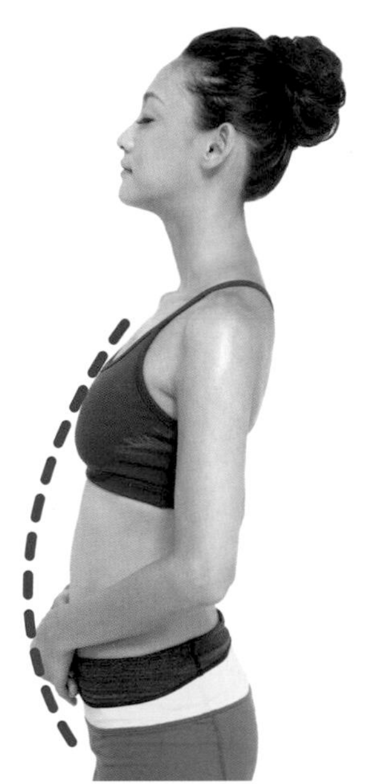

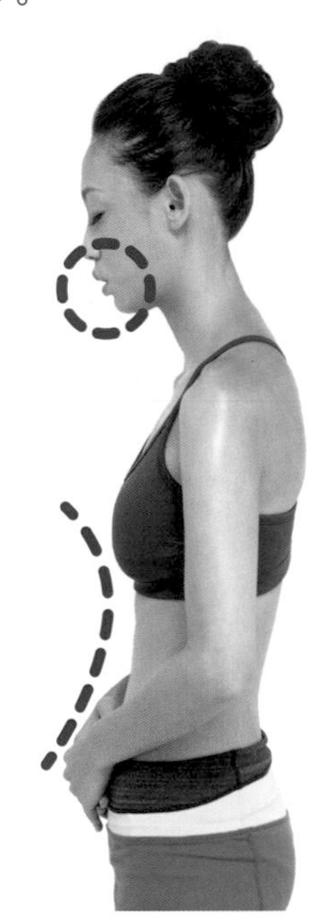

1 閉眼，想像美好事物

站著或是躺著皆可。站定雙腳打開與肩同寬，眼睛閉上，想像美好事物。

2 深長吸氣，肺腹部鼓起

深深吸氣，全身集中精神，肺部和腹部充滿空氣而鼓起，但還要繼續使盡力氣吸氣，不管有沒有吸進空氣，只管吸氣再吸氣，然後屏住氣息5秒。

3 吐氣8秒，腹肌內縮

用8秒慢慢地將氣吐出。吐氣時嘴型保持O型，緩慢深長且不要中斷，如此循環呼吸10次。雙手可放在腹部上，感受腹部確實凸出、凹進，保持放鬆。搭配其它操式時，動作放鬆時吸氣，用力時吐氣。

暖身大伸展

DVD示範

功效：活化全身肌肉，集中意識

建議次數	強健肌肉	做10分鐘消耗熱量
每次維持10秒 重複做10次	核心肌肉群 闊背肌 前鋸肌 豎背肌	21大卡

在正式做毛巾操之前，先利用大伸展動作來活絡全身肌肉，有助提高體內酵素、增強腦部意識，讓接下來做操的動作更快到位。伸展時也順便看看毛巾的長度、握感適不適合。

1 身體手腳完全內縮

抓住毛巾兩端，雙腳打開與肩同寬，雙腳手臂彎曲，身體盡量向內縮。

2 展開雙臂高舉

把毛巾朝兩邊高舉展開，略在頭後方；毛巾拉水平，手臂打直，上身和頭部自然挺起，維持10秒，回到原位。重複10次。

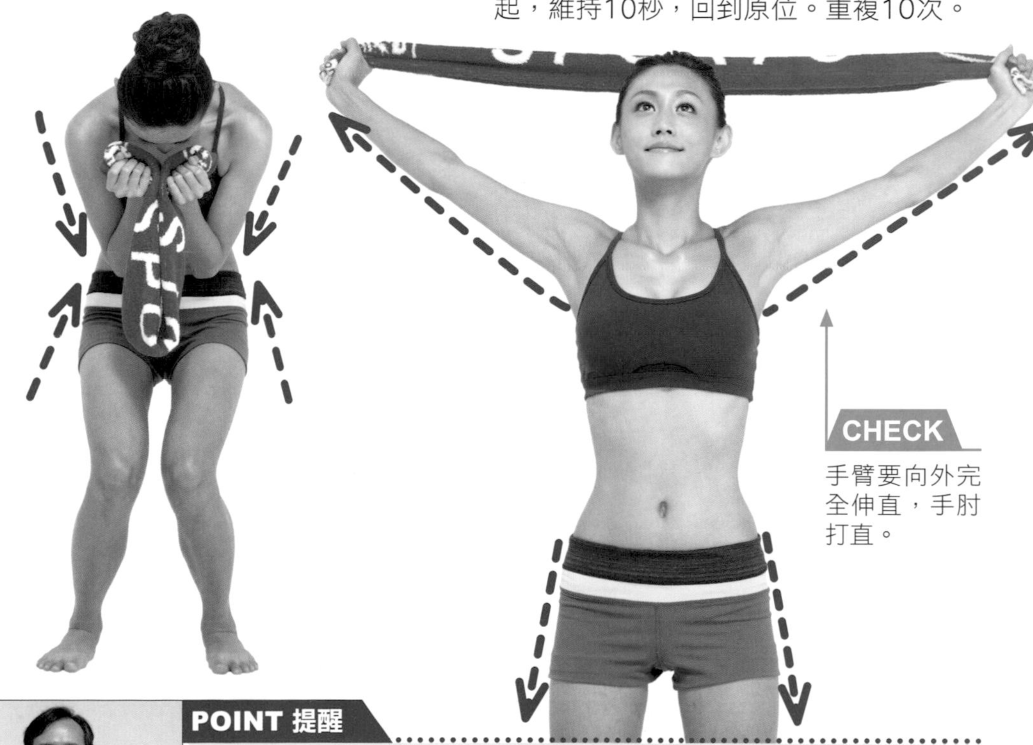

CHECK

手臂要向外完全伸直，手肘打直。

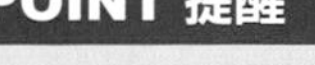

POINT 提醒

呂醫師小提醒

毛巾操與其它有氧運動一樣，都需要先做呼吸調節和全身伸展，可以提高新陳代謝及心肺功能，幫助身體快速進入做運動的狀態。此外，毛巾操強調「展開式」的運動，比起「內向式」的運動，例如跑步，可以提高腦中酵素和含氧量30%。

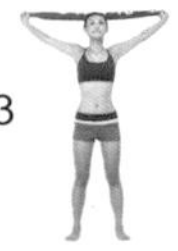

超簡單！

8個最關鍵燃脂毛巾操

讓「4大性感部位」凹凸有致！

胸部 塑胸不減胸，同時防鬆弛、下垂、外擴。

乳房組織是由脂肪組成，但附著在胸部肌肉上面，所以透過毛巾操伸展擴胸、鍛鍊胸肌，能保持上身纖瘦、乳房飽滿，並促進腋窩淋巴和乳腺運作。英國有研究顯示，乳房從35歲起開始衰老！乳房組織和脂肪開始流失，豐滿度下降。預防乳房老化，應提早做操，從預防胸部肌膚鬆弛、避免外擴下垂、防除副乳三方面著手。

[P56雙手合拜]：用兩手肘夾毛巾塊穩定地抬手，能消除胸側脂肪、預防副乳，讓雙乳更集中。
[P58後背擠壓]：促進上胸堅挺、背部血液循環、消除後背肉。

腰部 腰側肉、小腹成因不同，做操讓脂肪細胞變小。

美國韋克福雷斯特大學研究發現，運動做操有助縮小腹部脂肪細胞的尺寸，以45名肥胖熟女的分組研究，20週後「飲食控制＋運動組」的女性腹部脂肪細胞尺寸平均小了18%；「僅少卡路里組」的則沒有變化，這是因為運動做操可以促進全身脂肪合理分佈。

此外，先前提過，有「小腹」和肥胖沒有絕對關係，而是跟每個人的生活習慣有關，如姿勢不正，或愛喝冷飲、冰食等，讓體溫降低，身體自動會啟動保護機制儲存脂肪，只能靠運動來燃脂。還要特別注意，常運動做操的人一旦減少鍛鍊，全身脂肪改變不大，但腹部脂肪會增加7%，所以做操務必要持之以恒，不然肥肚還會增加患心血管疾病的風險。

[P60左右美腰]：腰部左右側彎伸展、扭轉，消除腰側贅肉！
[P62併膝上提]：針對節食瘦不到的鮪魚肚，以坐姿做操刺激腹部燃脂、導正骨盆。

臀部 趴臀變小，小屁變翹，練出蜜桃臀。

雕塑臀形時，不能忽略骨盆的調整和強化；而誘人的臀形要有豐滿的肌肉和皮下脂肪來呈現。如果臀部下垂、太胖或太平，多做毛巾操緊實臀部肌肉，保持渾圓上提。

[P64小臀前後彎]：改善久坐造成的肥臀，或酪梨身型，並改善便秘。
[P66抬腿壓臀]：消除「馬鞍部」褲子卡襠尷尬問題，臀色不暗沉、消摺紋。

腿部 持續鍛鍊肌耐力，才能纖長又勻稱。

大腿是女性的緊急脂肪儲備處，對雌激素的命令超敏感，不斷在刺激脂蛋白和脂肪酶作用；要等上身體脂完全燃耗，才會消耗到腿部的儲備脂肪，鍛鍊時就要格外有耐心。美腿運動分成有氧運動、伸展訓練，多做動作頻繁、輕快的有氧運動，結合毛巾操伸展操，雙效合一。

[P68坐姿纖腿]：訓練肌肉平衡，讓臀部、大腿、小腿整體纖長。
[P70抬腿扳腳趾]：有效消除蘿蔔腿、水腫、靜脈曲張，讓腿型細直、肌膚緊緻。

全身肌群運動 燃燒最多熱量！

有研究顯示，像運用到全身肌群的「溫和有氧運動」，例如毛巾操、有氧舞蹈，能燃燒最多熱量，18.5分鐘就能消耗200大卡，而健身房的腳踏車要踩32分鐘才能達到同樣標準。

美國麻薩諸塞州有一項研究建議，以3：1的時間搭配不同心肺運動，能達到最好的健身效果。例如做45分鐘的有氧運動（毛巾操、游泳、慢跑等），再加上15分鐘的無氧運動（重量訓練、拳擊、短跑等），會比單一做有氧運動60分鐘來得有效。或妳可以每天做30分鐘毛巾操，每週選1～2天跑步，這樣可以多消耗1.5～2倍的熱量，在運動後，也能維持更長的高代謝率。

即使局部瘦身，也要 全面性運動

此外，針對想由胖變瘦來選擇運動，如果你覺得腰變粗，便不斷做仰臥起坐，那後來可能會失望。原因一，這種單一的無氧運動容易沉悶、疲累，又不能持久；原因二，體內脂肪的分配是由大腦控制，越做局部、單一激烈式的無氧運動，大腦可能越覺得腰部需要脂肪，便越把脂肪往那裡擠，後果可能是腰變得更粗。

而毛巾操看似簡單，但在拉伸過程中會動到多個肌肉群，即便是在做一種局部操式，但都會運用到肌肉群組的協力作用。

雙手合拜

DVD示範

功效：消除副乳，胸部集中不外擴

建議次數	強健肌肉	做10分鐘消耗熱量
每次維持5秒 每回10次	胸小肌 胸大肌 三角肌 肱三頭肌	31.5大卡

「雙手合拜」的動作常用來消除胸部兩側過多的脂肪，能加強雙乳集中、防止外擴。用兩手肘夾住毛巾塊，可以保持雙臂穩定，加強上移動作的深度和強度。

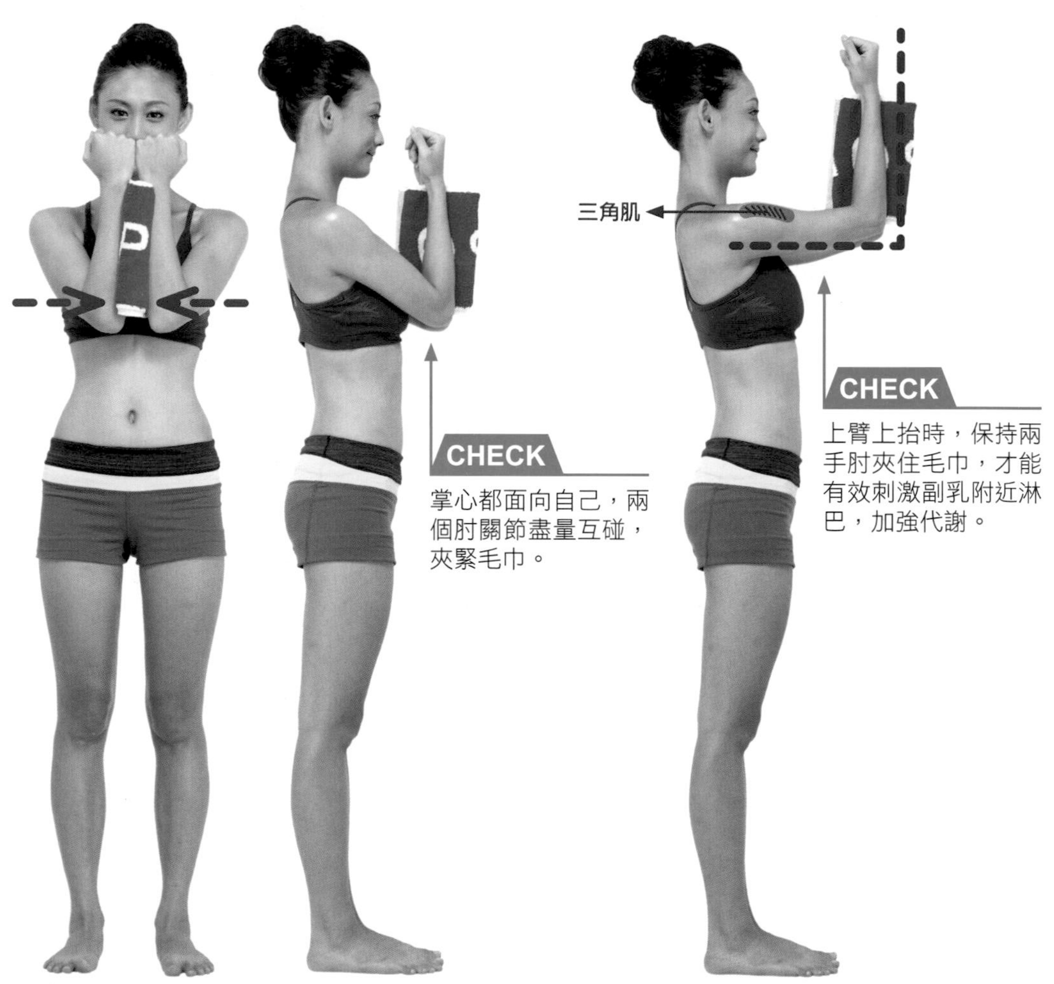

1 摺毛巾夾住

把長條毛巾摺4摺，增加毛巾厚度。放在兩手肘間夾緊，站挺預備。

2 吸氣抬臂

吸氣，慢慢把雙臂平抬到與肩膀同高，維持5秒。

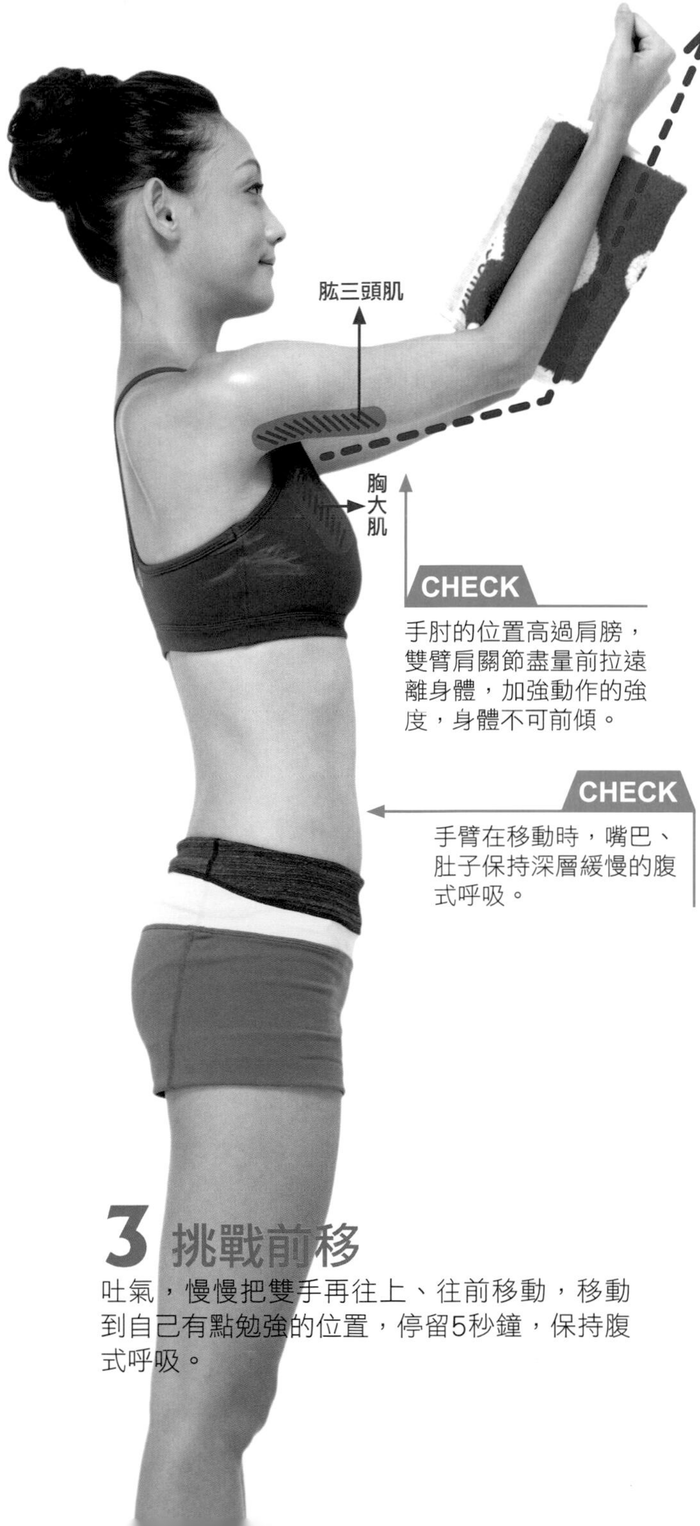

注意

剛開始做這個動作時，會感覺雙手微痠抬不起來，好像沒有在動，這都是正常現象。只要持之以恆，就能慢慢增加強度，之後不需要用毛巾輔助，也能很快穩定動作。

CHECK

手肘的位置高過肩膀，雙臂肩關節盡量前拉遠離身體，加強動作的強度，身體不可前傾。

CHECK

手臂在移動時，嘴巴、肚子保持深層緩慢的腹式呼吸。

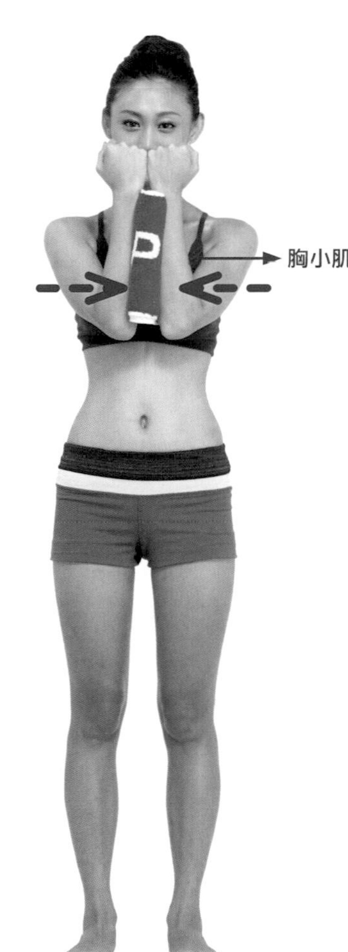

3 挑戰前移

吐氣，慢慢把雙手再往上、往前移動，移動到自己有點勉強的位置，停留5秒鐘，保持腹式呼吸。

4 吐氣回位

慢慢吐氣，把雙手回到原來的預備位置，再重複做10次。

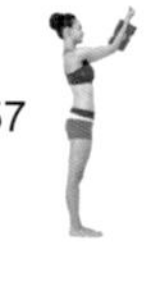

後背擠壓

DVD示範

功效：胸型更堅挺，消除後背肉

建議次數	強健肌肉	做10分鐘消耗熱量
每次維持5秒 每回20次	斜方肌 闊背肌 棘上肌 大小圓肌	24.1大卡

穿內衣時，你是否注意到會擠出明顯的後背肉？背影看起來有歐巴桑的嫌疑。利用後背擠壓動作，能促進上胸、背部血液循環，同時達到燃脂、挺胸、緊實背肉的效果。

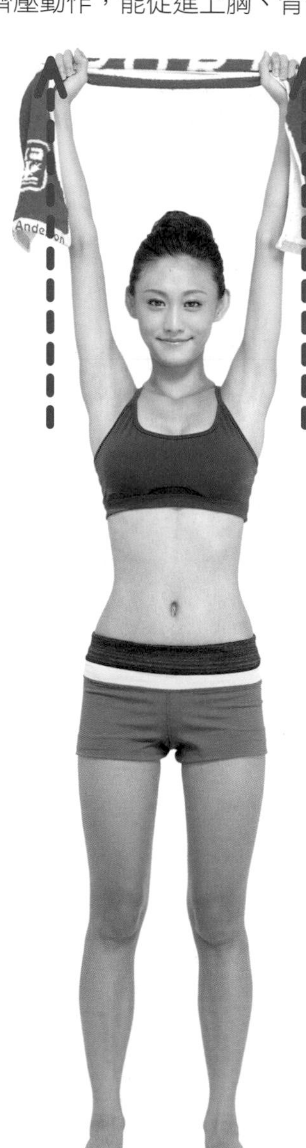

1 雙手舉高

雙腳與肩同寬，握住毛巾的距離與肩同寬，雙手向上伸直預備。

CHECK

保持兩邊肩膀同高，毛巾拉直，明顯感覺背後肩胛骨內夾。

2 吐氣後拉

吐氣，慢慢地把雙手往後方下拉到頭後方，維持5秒，保持腹式呼吸。

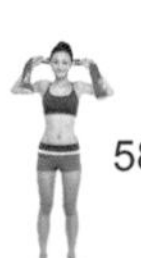

3 下壓夾緊背部

慢慢吐氣，慢慢把毛巾下壓至肩胛骨，維持5秒鐘，重複做10次。

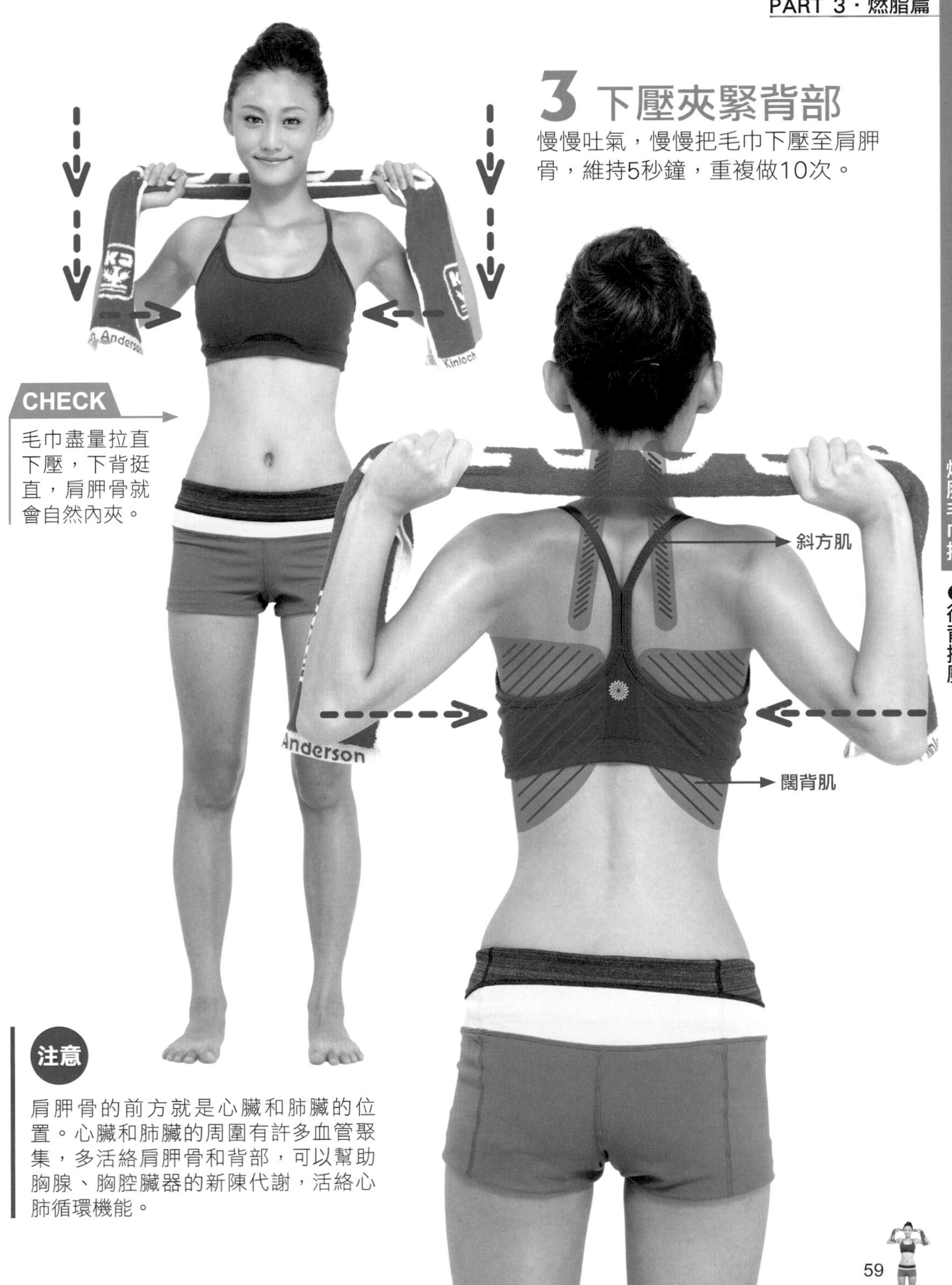

CHECK

毛巾盡量拉直下壓，下背挺直，肩胛骨就會自然內夾。

注意

肩胛骨的前方就是心臟和肺臟的位置。心臟和肺臟的周圍有許多血管聚集，多活絡肩胛骨和背部，可以幫助胸腺、胸腔臟器的新陳代謝，活絡心肺循環機能。

左右美腰

DVD示範

功效：消除腰側贅肉，打造小蠻腰

建議次數	強健肌肉	做10分鐘消耗熱量
每次維持10秒 每回10次	腹外斜肌 腹內斜肌 腹直肌 腰方肌	26.3大卡

腰部是性感S曲線的關鍵部位，偏偏腰部又最容易堆積脂肪，不但大失女性魅力，還有病變危機。此動作針對最難瘦的腰側贅肉，透過伸展、扭轉進行燃脂，讓討厭的水桶腰變小蠻腰。

1 雙手舉高

雙腳與肩同寬，握住毛巾兩端，兩手距離為肩寬2倍，雙手向上伸直，吸氣預備。

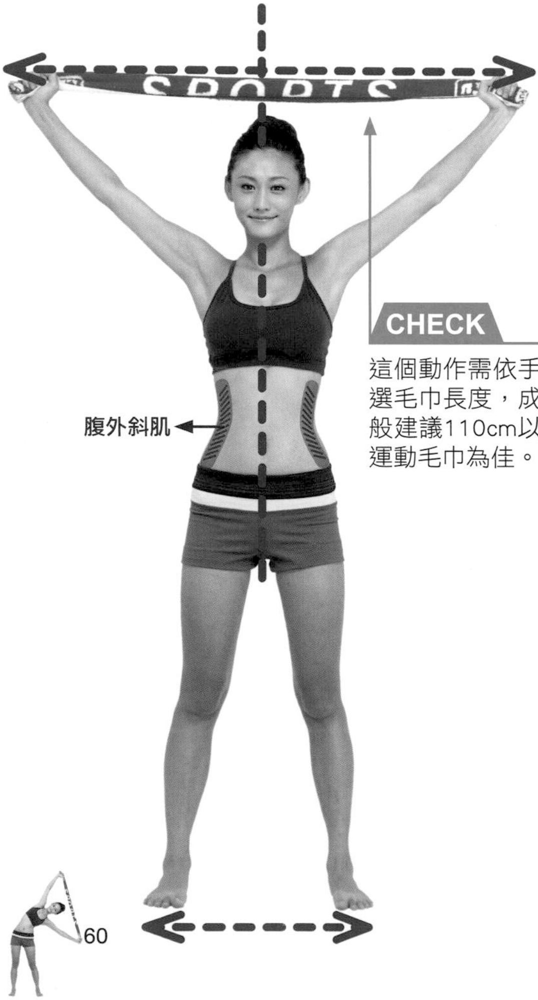

腹外斜肌

CHECK

這個動作需依手長挑選毛巾長度，成人一般建議110cm以上的運動毛巾為佳。

2 向右側彎

慢慢吐氣，上身往右側彎，臀部往左側平推，此時把重心放在左腳，保持呼吸停留10秒。

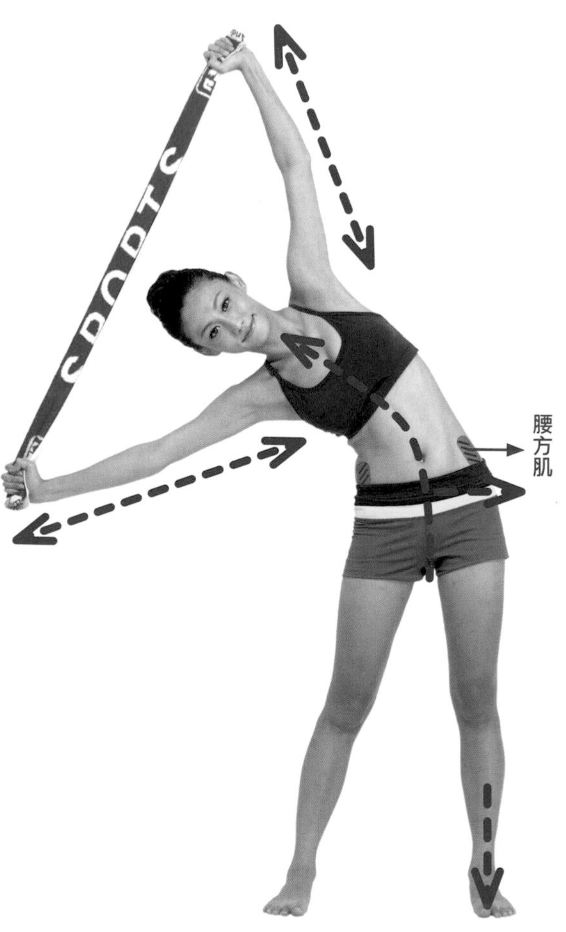

3 回到原位

吸一口氣，上半身回到身體中心同步驟1，把身體重心回到兩腳。

4 向左側彎

慢慢吐氣，上身往左側彎，臀部往右側平推，此時把重心放在右腳，保持呼吸停留10秒。左右重複做10次。

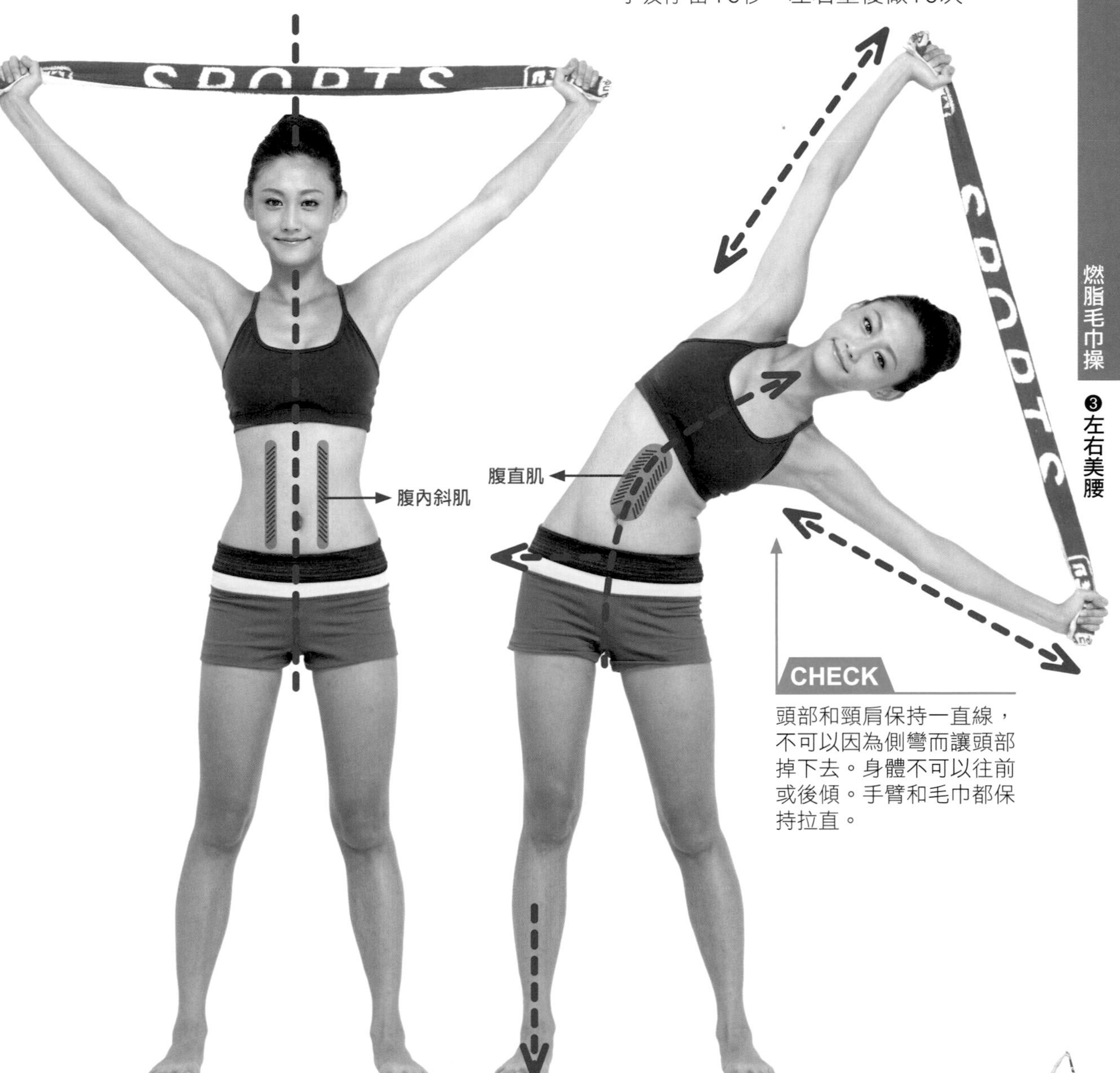

CHECK

頭部和頸肩保持一直線，不可以因為側彎而讓頭部掉下去。身體不可以往前或後傾。手臂和毛巾都保持拉直。

併膝上提

DVD示範

功效：瘦小腹，鮪魚肚再見

建議次數	強健肌肉	做10分鐘消耗熱量
每次維持5秒 每回10次	腹外斜肌 腹內斜肌 腹橫肌 腰方肌	31.2大卡

低腰褲流行以來，更多女性來問診如何減掉「鮪魚肚」、「游泳圈」，很多人還有骨盆前傾或後傾，造成腹部脂肪累積，怎麼節食就是瘦不了！此動作能刺激腹部燃脂、幫助骨盆回正。

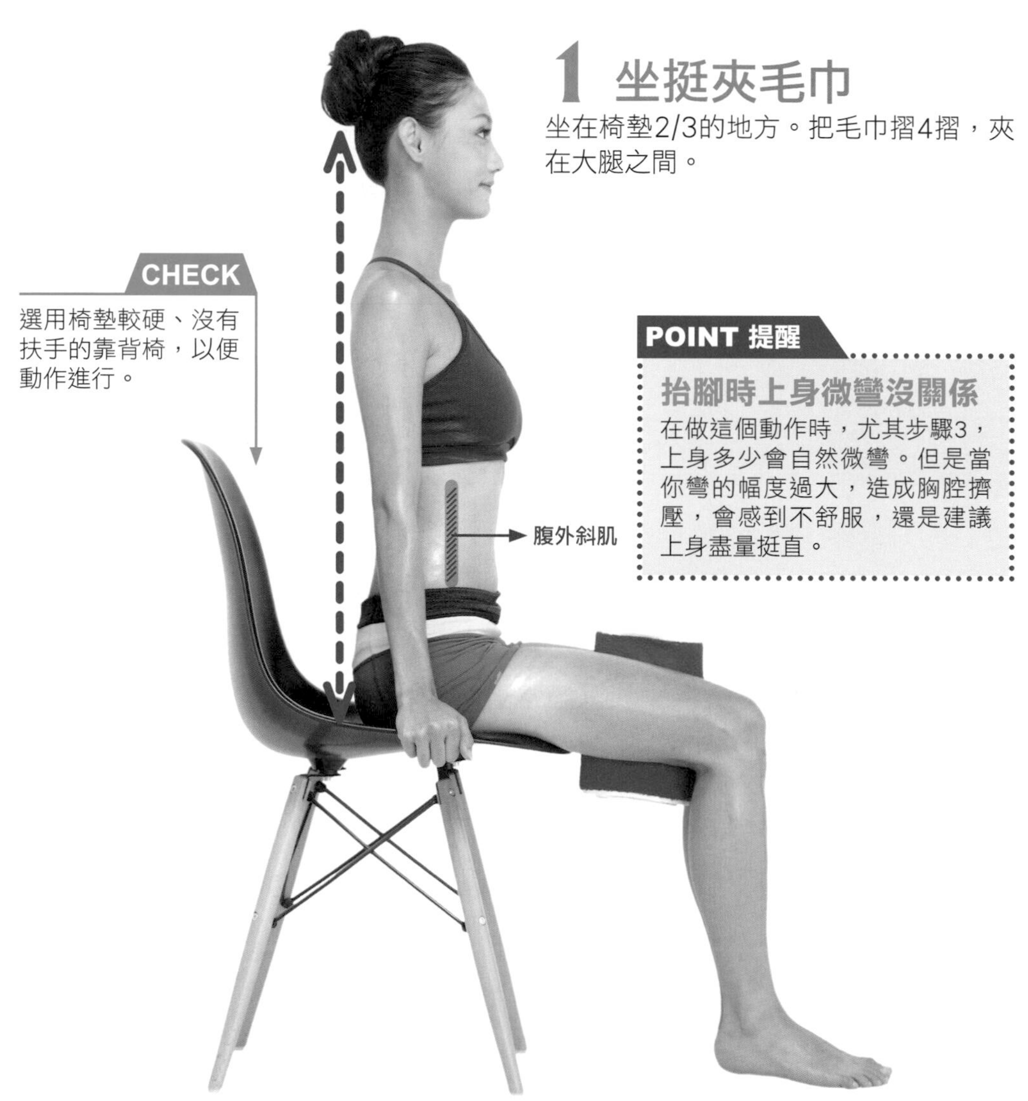

1 坐挺夾毛巾

坐在椅墊2/3的地方。把毛巾摺4摺，夾在大腿之間。

CHECK

選用椅墊較硬、沒有扶手的靠背椅，以便動作進行。

POINT 提醒

抬腳時上身微彎沒關係

在做這個動作時，尤其步驟3，上身多少會自然微彎。但是當你彎的幅度過大，造成胸腔擠壓，會感到不舒服，還是建議上身盡量挺直。

2 兩膝上抬

慢慢吐氣，雙手扶住椅墊，一邊靠腹部力量將雙腿上抬15公分，維持5秒，保持腹式呼吸。

3 抬近胸部

慢慢吐氣，對腹部施加壓力讓雙腿往胸口靠近，直到大腿根部抬離椅墊。維持5秒，重複做10次。

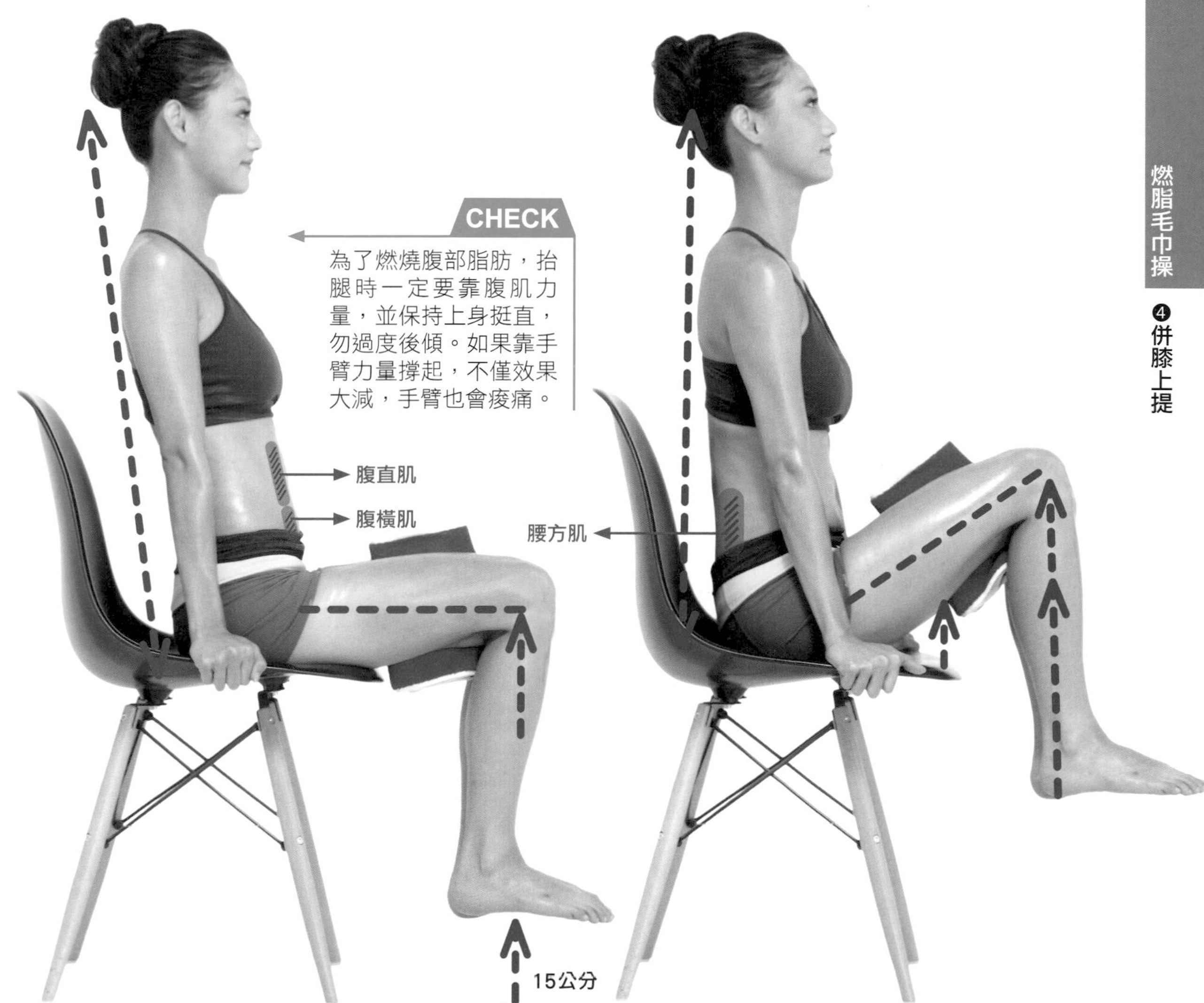

小臀前後彎

DVD示範

功效：久坐肥臀、酪梨身得救

建議次數	強健肌肉	做10分鐘消耗熱量
每次維持 5秒 每回 10次	三角肌 豎脊肌 腰方肌 臀大肌 股二頭肌	33.2 大卡

現代人坐著的時間多，過了25歲後，肌肉也開始逐漸老化，脂肪慢慢下移，導致臀部容易脂肪堆積。做此動作鍛鍊臀大肌、燃燒脂肪，還可加強腰腹周圍代謝，改善便秘。

1 張臂高舉

雙腳與肩同寬，握住毛巾兩端，以兩手張開最大的幅度，毛巾高舉過頭伸直。

2 前彎後拉

慢慢吐氣，身體打直往前彎並延伸，雙手往後、往上延伸。臀部要盡量往後推，感受大腿後側緊繃，維持5秒。側看身體呈現7字形。

SPORTS
三角肌
CHECK
臀部要往後延伸，用意識感受臀部到大腿連接的地方肌肉緊繃。
CHECK
腿部要保持打直，才能發揮最大功效。

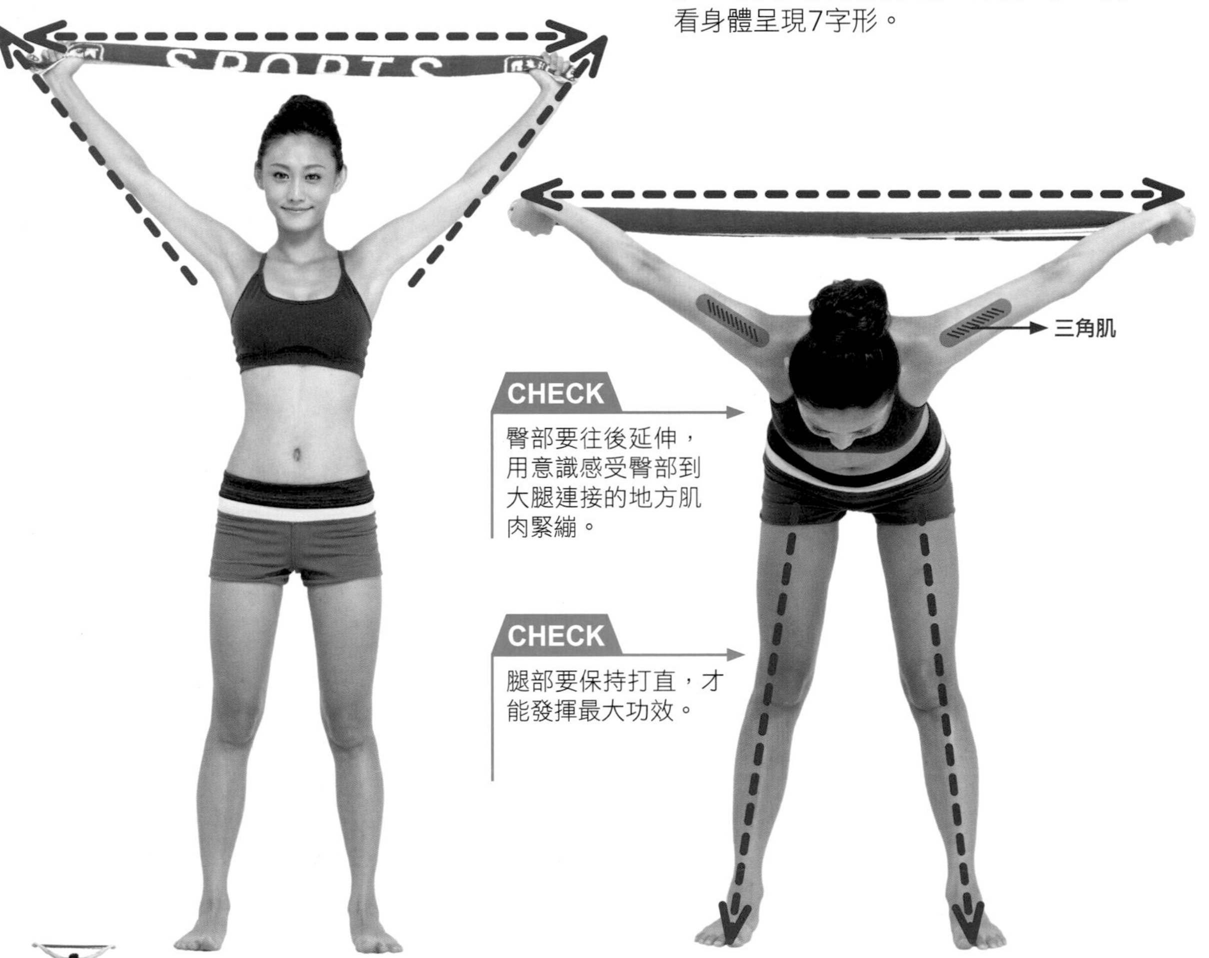

4 吐氣後彎

慢慢吐氣，腹部內縮、臀部內夾，上身往後下腰，感受腹部及大腿前側伸展，保持呼吸5秒。從步驟1～4重複10次。

3 回正往前拉

吸氣，回到原來步驟1。兩手仍握住毛巾兩端，將毛巾位置下移到肩胛骨下方，兩手臂貼緊身體兩側。

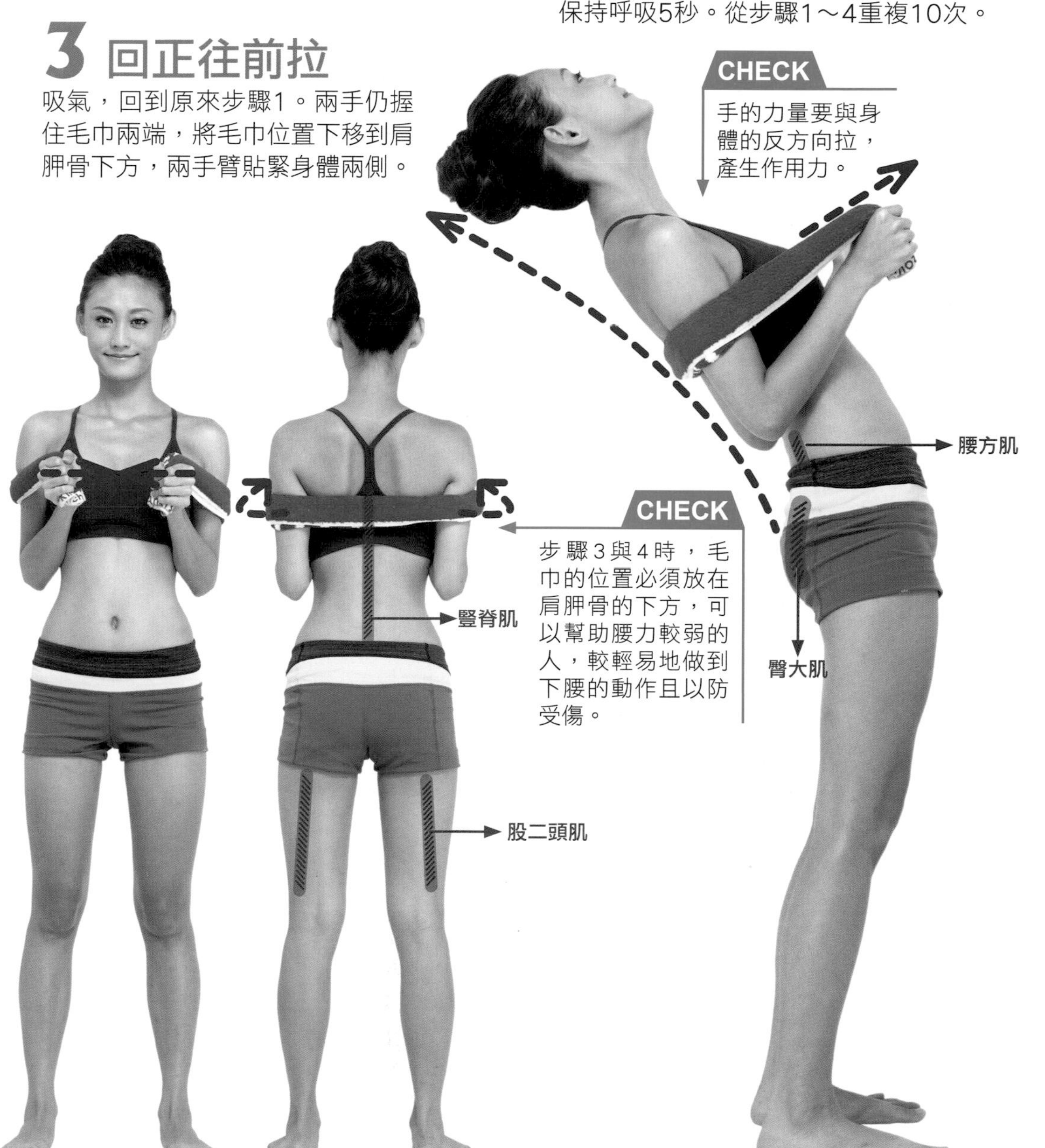

抬腿壓臀

DVD示範

功效：修飾馬鞍部、小尻去紋

建議次數	強健肌肉	做10分鐘消耗熱量
每次維持15秒 左右各壓30次	臀大肌 半膜肌 梨狀肌 股外側肌 闊筋膜張肌	28.7大卡

最近穿褲子會卡襠好尷尬？中腰褲怎麼變低腰卡住拉不上來？「馬鞍部」是指大腿根部和臀緣連接突出的部位，因為位置形狀像馬匹鞍部掛的袋子而名。此區很難運動到，不只久坐的人會發生，容易堆積脂肪，還會產生肥胖紋和暗沉，是抽脂手術求診人數第一名。但是抽脂有許多後遺症，也會再變胖，可多透過抬腿壓臀毛巾操，刺激鼠蹊部淋巴循環，達到燃脂小臀、去紋潤色的功效。

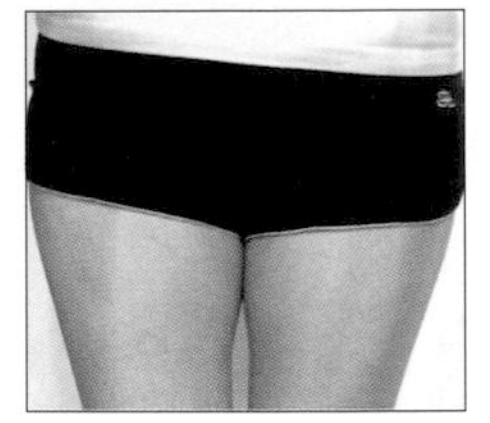

1 摺毛巾墊臀

摺好的大毛巾球，斜放墊在單邊臀部的一半範圍底下。

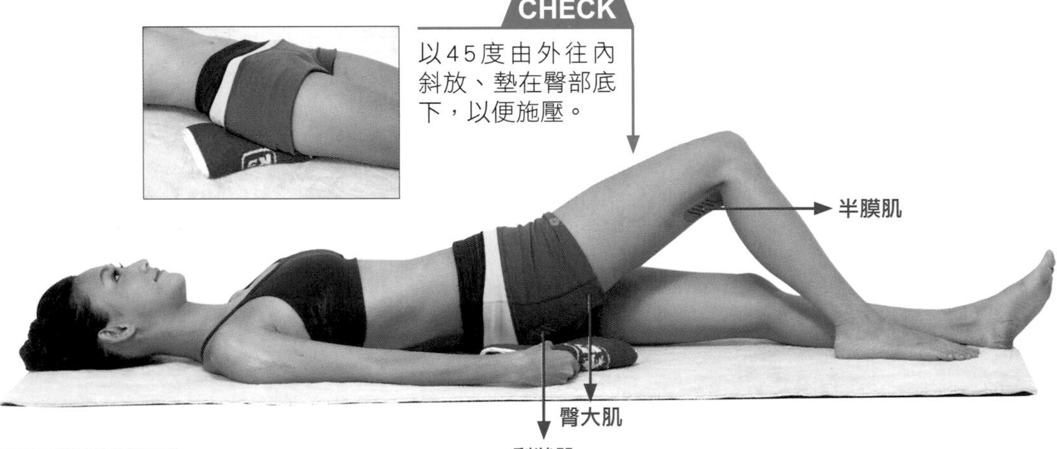

POINT 提醒

❶避免抬腿太外側

在抬腿時，腿抬到胸部上方，或超過一點就好，不要太外側難以施力。

❷上身不要抬起

在抬腿施壓的時候，有人會很自然把上身抬起。上身一旦抬起就失去對腿部施力的做用力了。

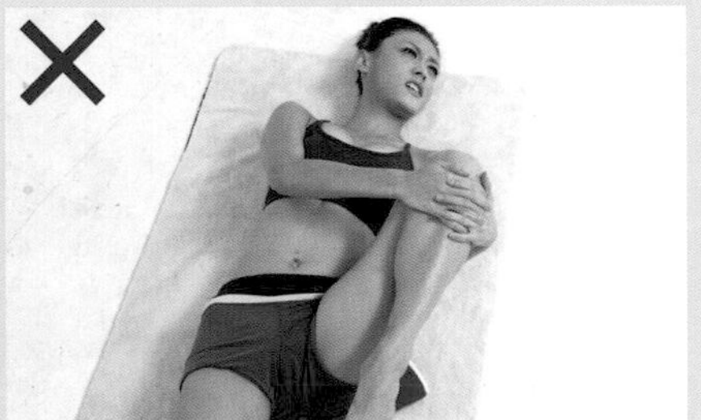

2 抱起同一腿

把毛巾墊的這邊腿抱起，往自己胸前、肩膀外側方向壓，每次壓維持15秒再放下，壓30次後換腿。

CHECK

在壓腿部的同時，要感受到大腿外側筋肉有痠感，才是真的有作用到。

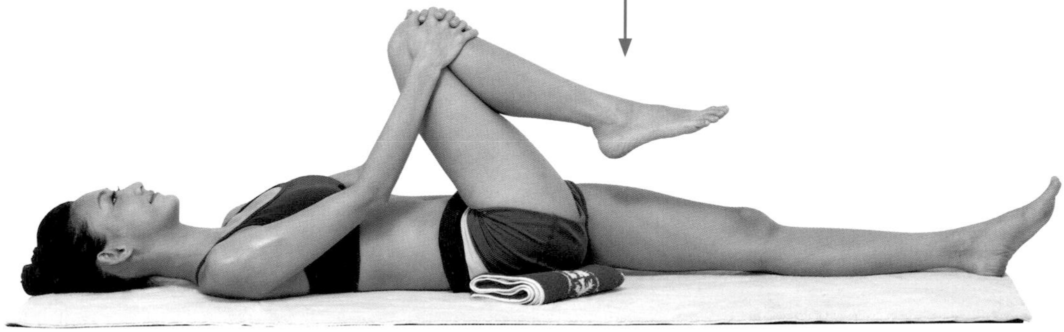

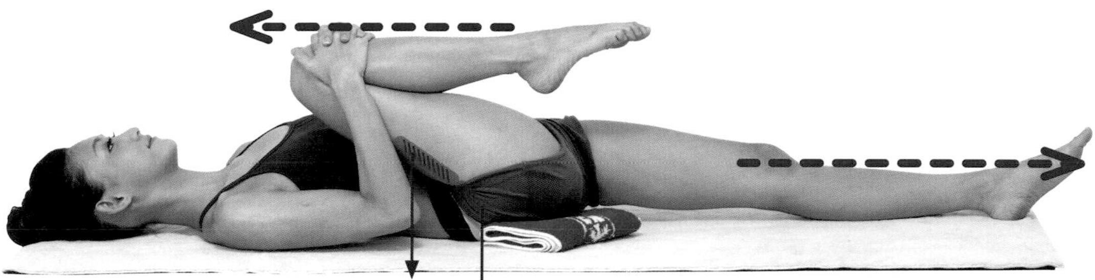

股外側肌

闊筋膜張肌

3 換腿運動

換腿練習時，也把毛巾球墊在要運動的同邊。左右腿交替各壓30次。

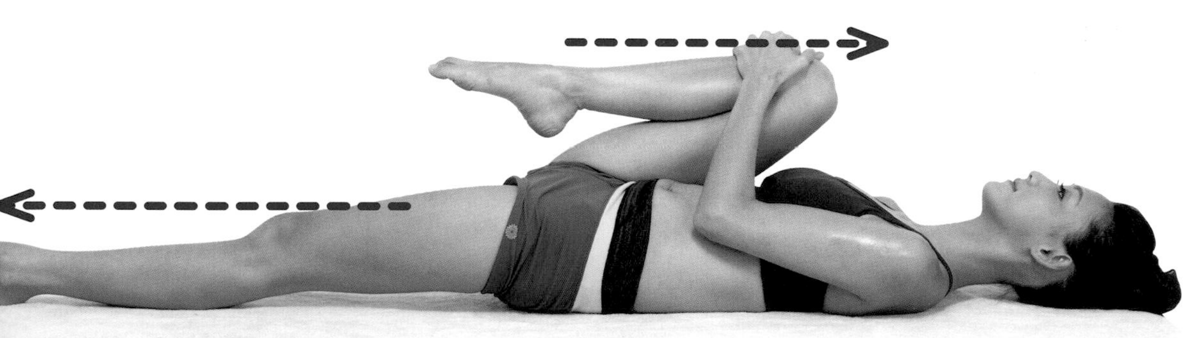

坐姿纖腿

DVD示範

功效：臀、大腿、小腿整體纖瘦

建議次數	強健肌肉	做10分鐘消耗熱量
每次維持5秒 每回10次	腹直肌 半膜肌 半腱肌 比目魚肌 腓腸肌	26.3大卡

想要腿部整體纖長，要訓練肌肉均衡才是基礎。和P62「併膝上提」不同的關鍵在於，此動作運用腿部內側肌肉夾毛巾，當內側肌力被提升，就能有效燃燒從臀部到小腿的脂肪，讓腿部整體纖瘦。

1 膝蓋夾毛巾

淺坐在椅子上2/3處，把毛巾摺4摺，放在兩腿膝蓋間夾緊，上身可稍微後傾。

2 抬起膝蓋

慢慢吐氣，用腹部和腿部力量，抬起兩腳膝蓋到腳板離地15公分。膝蓋保持直角，將注意力放在腿部內側及腹部上，維持5秒。

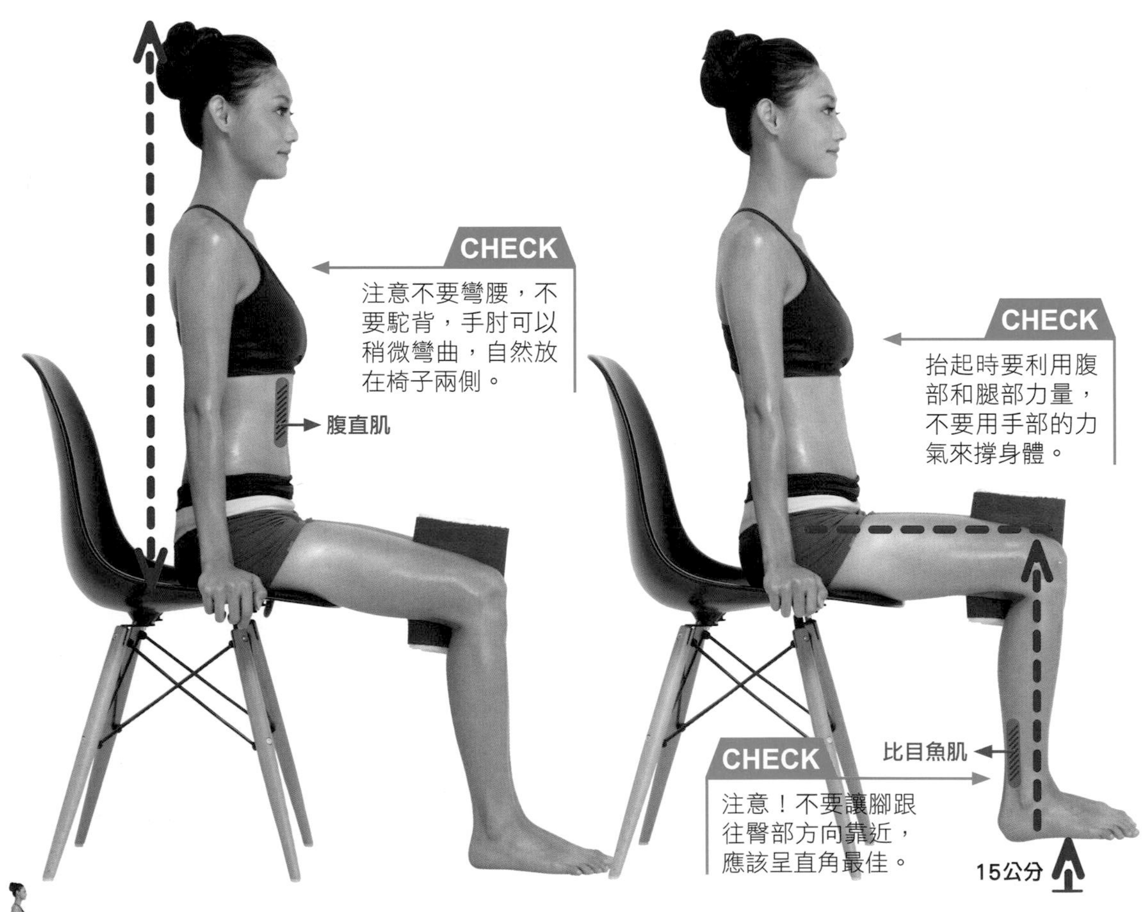

POINT 提醒

不可膝蓋彎曲、雙腳開開

步驟3不可以讓膝蓋彎曲，要保持伸直的狀態。另外，雙腳打開也無法達到緊實功效。因此膝蓋夾毛巾具有提醒的作用，如果腳打開，毛巾就會掉下來而達不到效果了。

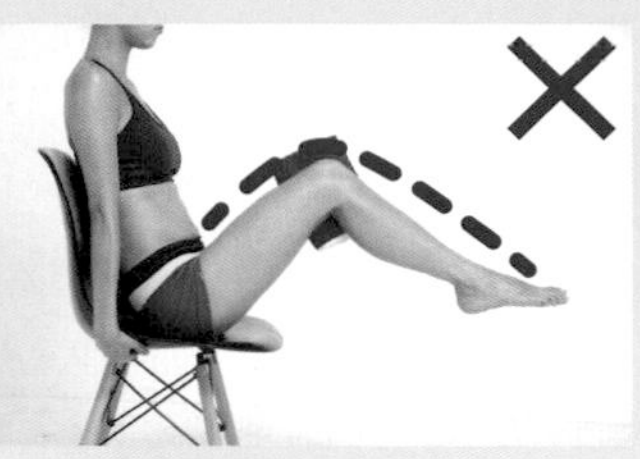

3 雙腿伸直

吸口氣後，慢慢吐氣，把雙腿往前方伸直，讓腳伸展與地面平行，維持5秒鐘後回到步驟2。重複膝蓋的伸縮10次。

CHECK

伸展腳尖和膝蓋時，兩膝內側也要記得用力夾毛巾，這也可以矯正O型腿的問題。

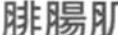

抬腿扳腳趾

DVD示範

功效：消除蘿蔔腿，消水腫

建議次數	強健肌肉	做10分鐘消耗熱量
每次維持10秒 左右各10次	比目魚肌 腓腸肌 後脛肌	25.3大卡

會有蘿蔔腿除了是脂肪堆積的問題，還有血液滯留而產生代謝不佳，產生水腫、靜脈曲張等現象。此動作有助血液倒流、加強血液循環及排水；此外可延展小腿肌、增強燃脂，讓腿型看起來更纖細。

1 一腳放椅子勾毛巾

一腳腳跟放在椅子上，或是兩個階梯高的地方。把毛巾勾在腳板，先試試站挺，單手拉毛巾決定抓準能伸展的位置。

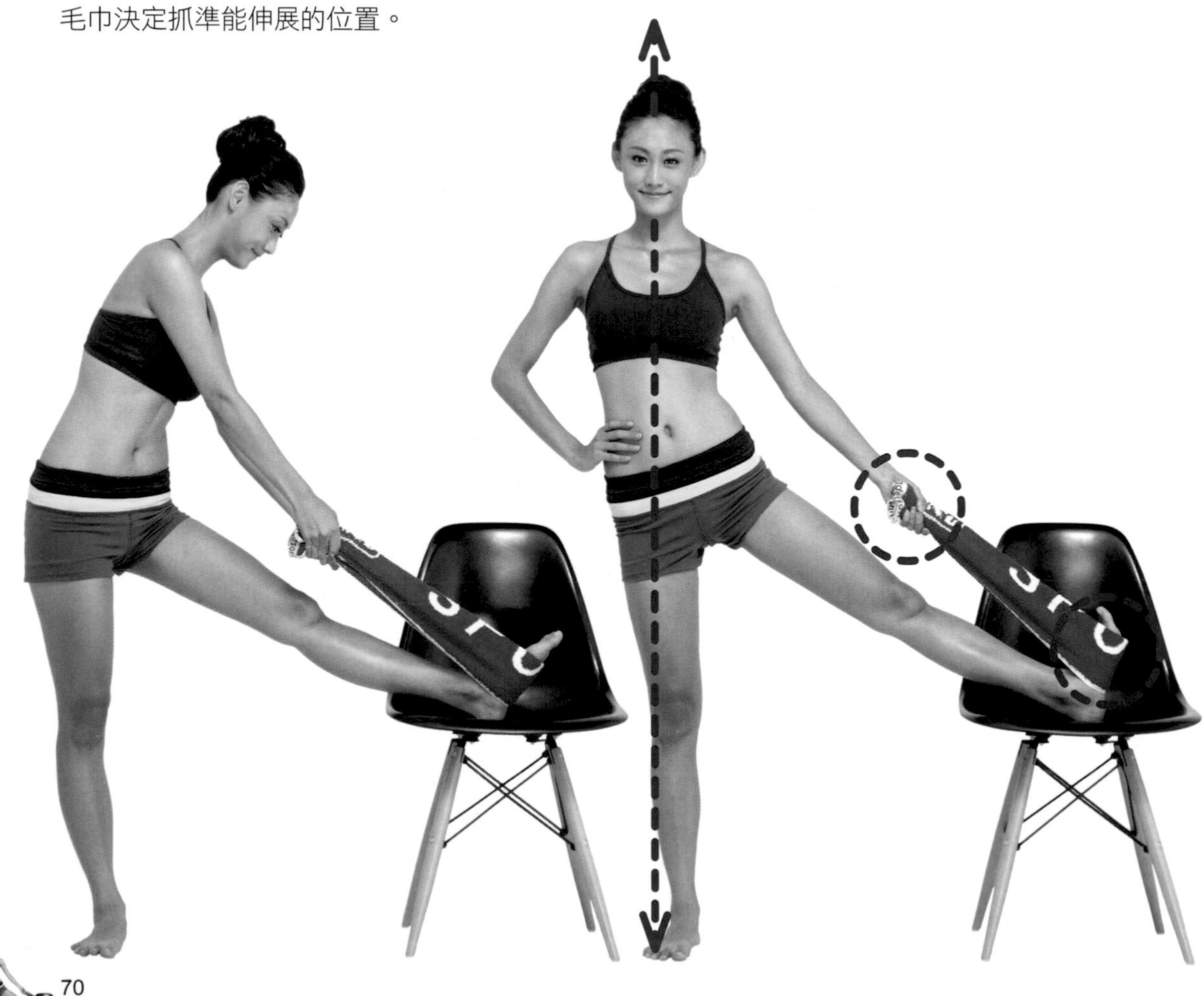

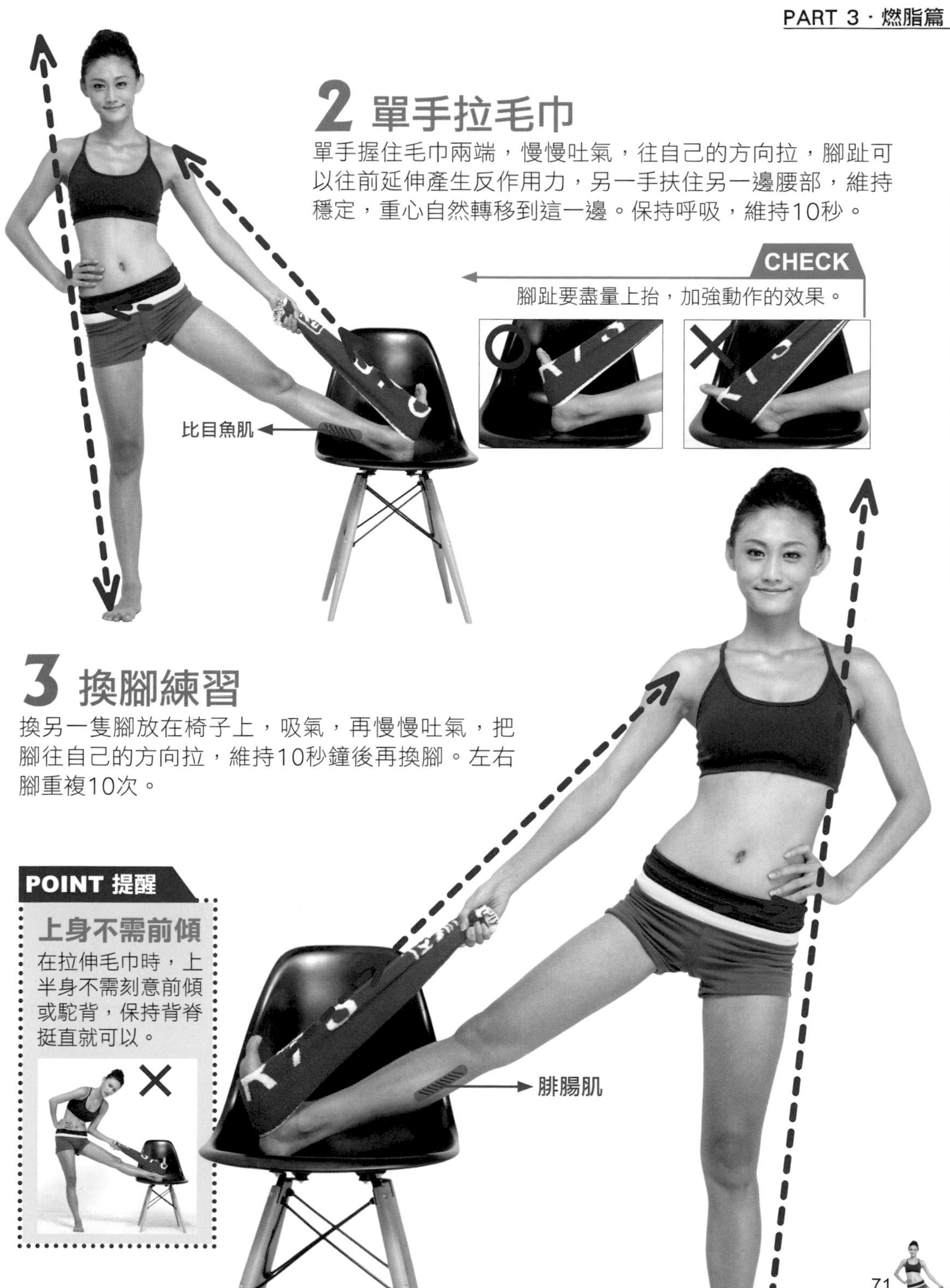

2 單手拉毛巾

單手握住毛巾兩端，慢慢吐氣，往自己的方向拉，腳趾可以往前延伸產生反作用力，另一手扶住另一邊腰部，維持穩定，重心自然轉移到這一邊。保持呼吸，維持10秒。

CHECK

腳趾要盡量上抬，加強動作的效果。

3 換腳練習

換另一隻腳放在椅子上，吸氣，再慢慢吐氣，把腳往自己的方向拉，維持10秒鐘後再換腳。左右腳重複10次。

POINT 提醒

上身不需前傾

在拉伸毛巾時，上半身不需刻意前傾或駝背，保持背脊挺直就可以。

超加分！

6個更細節燃脂毛巾操
讓「5大延伸線條」精緻展現！

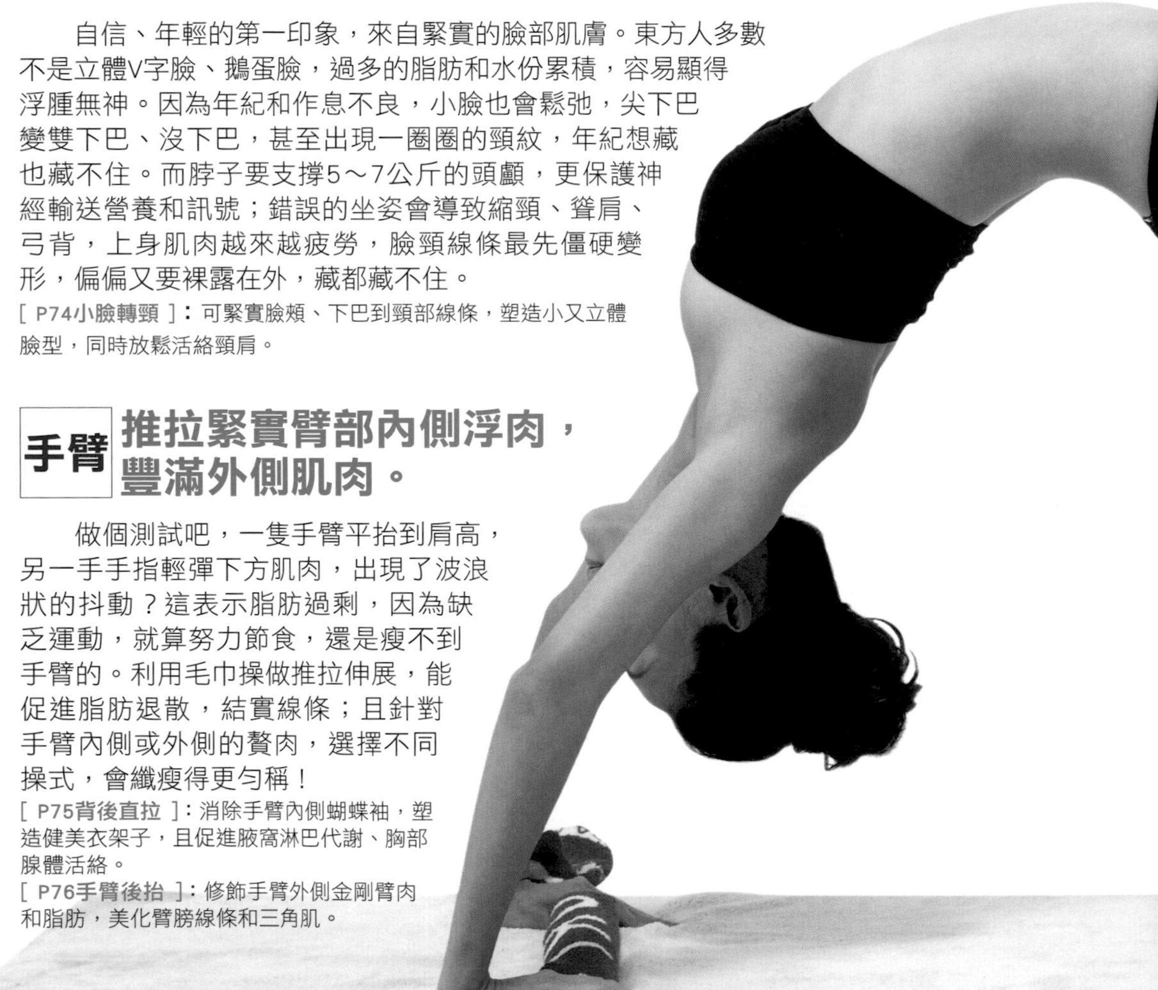

下巴 帶動小臉、脖子代謝，拉長骨感比例！

自信、年輕的第一印象，來自緊實的臉部肌膚。東方人多數不是立體V字臉、鵝蛋臉，過多的脂肪和水份累積，容易顯得浮腫無神。因為年紀和作息不良，小臉也會鬆弛，尖下巴變雙下巴、沒下巴，甚至出現一圈圈的頸紋，年紀想藏也藏不住。而脖子要支撐5～7公斤的頭顱，更保護神經輸送營養和訊號；錯誤的坐姿會導致縮頸、聳肩、弓背，上身肌肉越來越疲勞，臉頸線條最先僵硬變形，偏偏又要裸露在外，藏都藏不住。

[**P74小臉轉頸**]：可緊實臉頰、下巴到頸部線條，塑造小又立體臉型，同時放鬆活絡頸肩。

手臂 推拉緊實臂部內側浮肉，豐滿外側肌肉。

做個測試吧，一隻手臂平抬到肩高，另一手手指輕彈下方肌肉，出現了波浪狀的抖動？這表示脂肪過剩，因為缺乏運動，就算努力節食，還是瘦不到手臂的。利用毛巾操做推拉伸展，能促進脂肪退散，結實線條；且針對手臂內側或外側的贅肉，選擇不同操式，會纖瘦得更勻稱！

[**P75背後直拉**]：消除手臂內側蝴蝶袖，塑造健美衣架子，且促進腋窩淋巴代謝、胸部腺體活絡。

[**P76手臂後抬**]：修飾手臂外側金剛臂肉和脂肪，美化臂膀線條和三角肌。

腳踝 從小腿到踝關節，讓美腿還能更細長。

雖然我們每天都有「活動」到雙腿，卻沒有「運動」到踝關節和小腿肚；或常穿高跟鞋可能因小腿負荷力變小，使肌肉萎縮且變短，或用錯肌肉產生小腿肚、甚至變形。纖細緊實的腳踝到小腿段，才夠力支持身體的重量，也能增加腿長視覺比例，就不會有穿靴子穿不進去的困擾。腿的長度、脂肪的多寡和肌肉比例，有一部分是天生的，仍可以藉由運動來雕塑。

[P78拉腳壓腳]：我在本書加入拉腳底板上抬下壓的毛巾操，可強化腳踝、讓小腿弧度優美、保持小腿肌肉豐滿，並避免扭傷和退化。做完操後，搭配適度按摩效果更好。

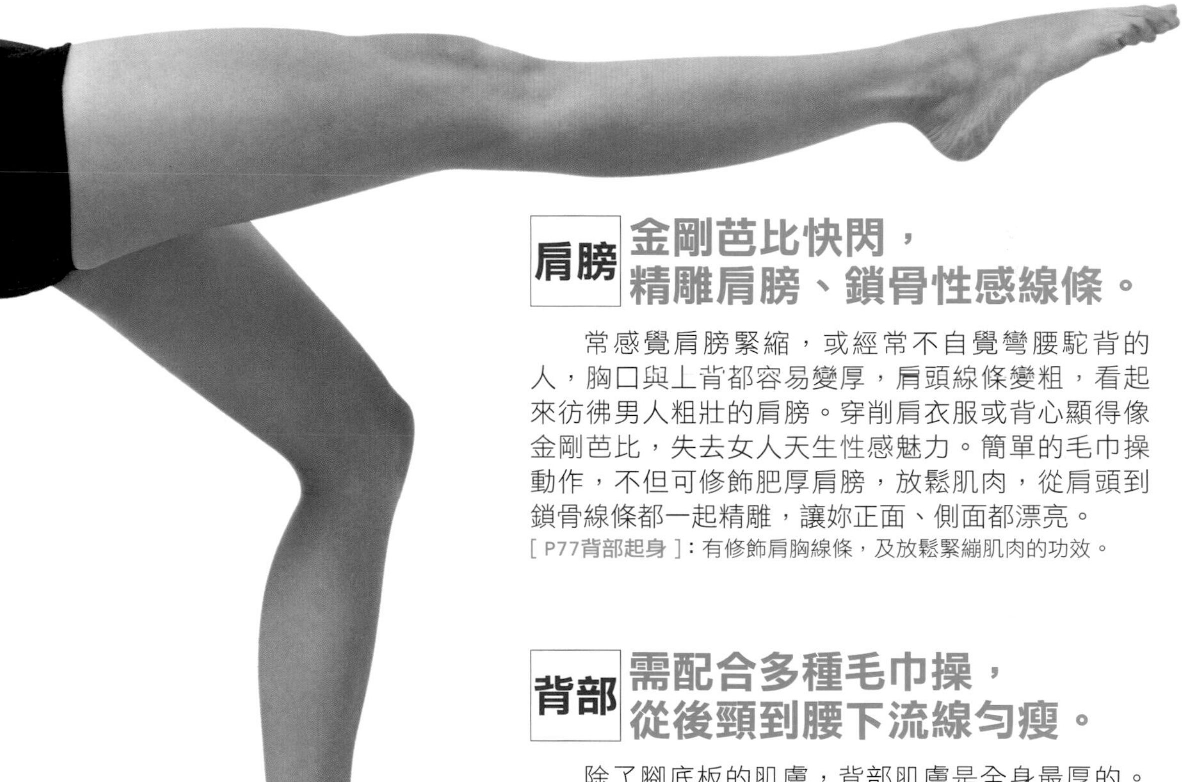

肩膀 金剛芭比快閃，精雕肩膀、鎖骨性感線條。

常感覺肩膀緊縮，或經常不自覺彎腰駝背的人，胸口與上背都容易變厚，肩頭線條變粗，看起來彷彿男人粗壯的肩膀。穿削肩衣服或背心顯得像金剛芭比，失去女人天生性感魅力。簡單的毛巾操動作，不但可修飾肥厚肩膀，放鬆肌肉，從肩頭到鎖骨線條都一起精雕，讓妳正面、側面都漂亮。

[P77背部起身]：有修飾肩胸線條，及放鬆緊繃肌肉的功效。

背部 需配合多種毛巾操，從後頸到腰下流線勻瘦。

除了腳底板的肌膚，背部肌膚是全身最厚的。背部的循環代謝力較弱，脂肪和廢物也容易堆積而形成厚背。虎背熊腰看起來缺少女性魅力，要雕塑迷人背部需配合多種毛巾操整體伸展，從纖直的頸部、勻瘦的腰部、嫩挺的背部一起鍛鍊。

[P79高舉飛躍]：拉伸全身背面肌肉，從手臂、肩背、腰臀到大腿後側，延伸美背線條。

小臉轉頸

DVD示範

功效：V字臉變小，消雙下巴

建議次數	強健肌肉	做10分鐘消耗熱量
每次維持10秒 左右各5次	提肩胛肌 斜角肌 胸鎖乳突肌	21.5大卡

你是否也有同樣困擾，明明身材標準，但有雙下巴看起來就胖胖的……。這個動作可以幫助代謝下顎、肩頸的淋巴系統，加上握毛巾輔助穩定動作，避免受傷且能更深層的運動，讓月亮臉變成鵝蛋臉。

1 後舉毛巾

站立雙腳與肩同寬，握住毛巾兩端拉平拉開，舉到頭頂。

2 轉動頸部

吸氣，頸部慢慢從右邊向後上轉到最頂點後吐氣，再吸氣慢慢轉到左邊，最後回中。左右各5次，每次維持10秒。

3 下巴抬高

挑戰舉毛巾往後往下壓肩胛骨，抬高下巴維持10秒保持呼吸，修飾下巴到頸部線條。

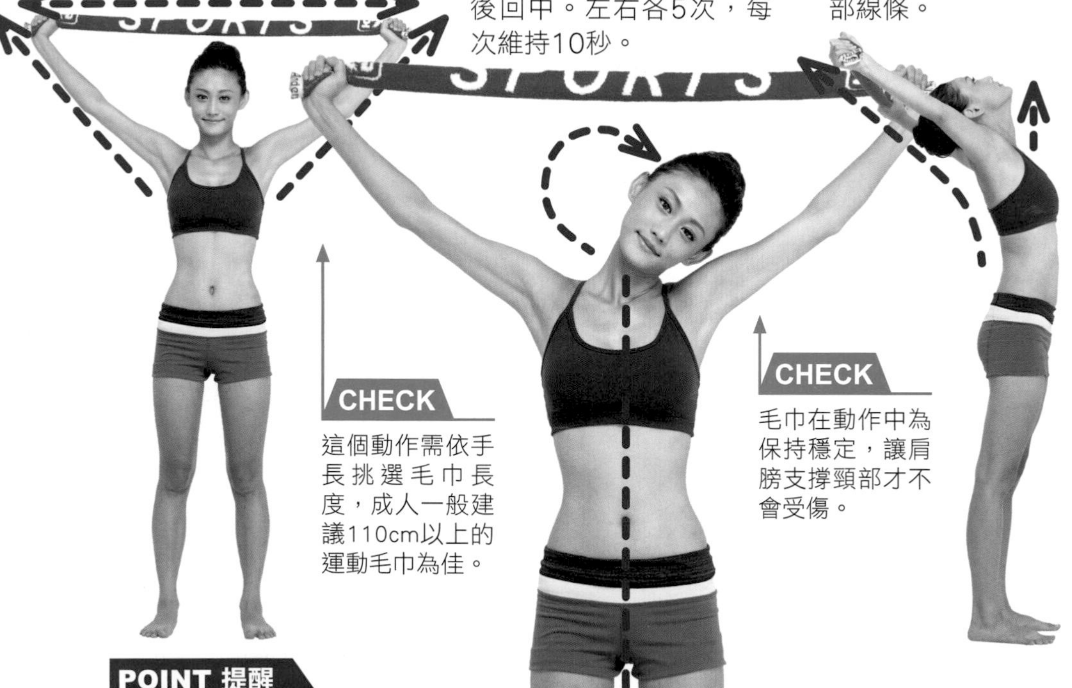

CHECK

這個動作需依手長挑選毛巾長度，成人一般建議110cm以上的運動毛巾為佳。

CHECK

毛巾在動作中為保持穩定，讓肩膀支撐頸部才不會受傷。

POINT 提醒

平衡左右支點

做這個動作時要特別注意左右均衡力量，如果力量不均等會造成頸椎受傷。此外，肩部、手部都要保持穩定讓意識集中在頸部運動。做步驟1、2轉動頸部時如果覺得吃力，就不建議做步驟3抬下巴。

背後直拉

DVD示範

功效：天后的二頭肌，消蝴蝶袖

建議次數	強健肌肉	做10分鐘消耗熱量
每次維持10秒 換手各10次	肱二頭肌 肱三頭肌 斜方肌 棘上肌 大小圓肌	45.83大卡

上臂線條精緻，人就像天后般的衣架子。有蝴蝶袖不僅穿衣服線條不勻稱，對女性胸部尤其是健康警訊，腋窩淋巴結代謝不佳容易堆積脂肪和毒素，此運動有助活化淋巴和乳腺、強化上臂肌肉群。

1 背後抓直

站立雙腳打開與肩同寬，左手抓毛巾上端彎到頭部後方，右手彎到腰部後方抓直毛巾下端，讓毛巾呈直線拉直。

2 右手上抓

腹部吸氣，右手沿毛巾抓越上方越好，左手臂持續貼向耳朵。

3 垂直下拉

腹部內縮、嘴巴吐氣，右手垂直使力把毛巾往下拉，感受左臂肌被拉伸，重複10次。換手再做10次。

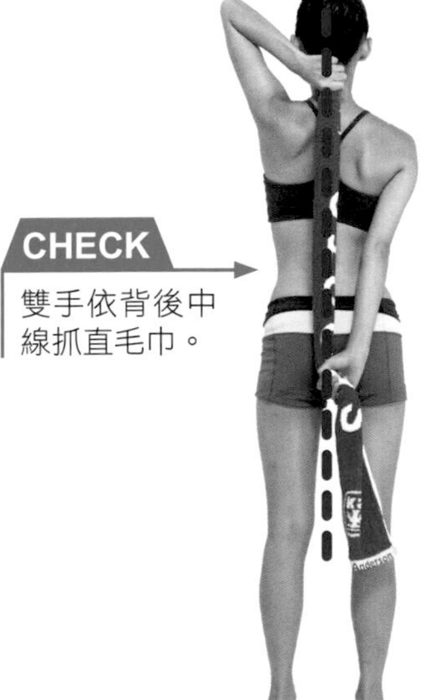

CHECK
雙手依背後中線抓直毛巾。

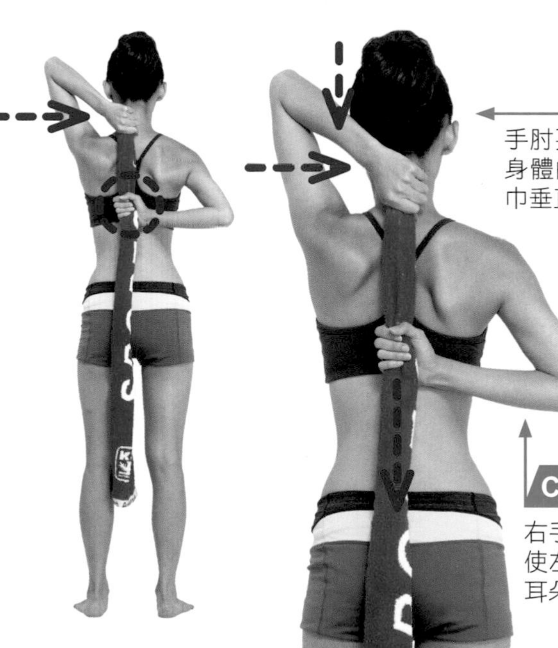

CHECK
手肘要盡量靠近身體的中心，毛巾垂直地移動。

CHECK
右手要向下施力，使左手臂順利貼到耳朵。

POINT 提醒

毛巾不可歪斜

不要讓毛巾歪斜，需要垂直的上下拉動。如果一個人做毛巾操，可以用鏡子檢查背後的動作是否正確。

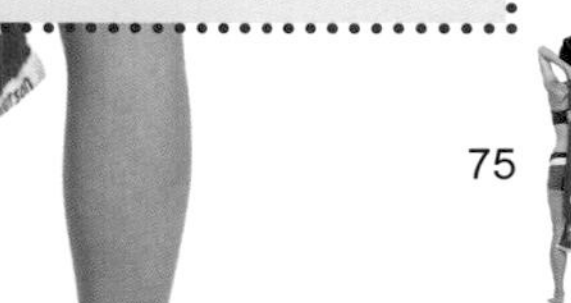

手臂後抬

DVD示範

功效：頸肩臂、三角肌美形

建議次數	強健肌肉	做10分鐘消耗熱量
每次維持 20秒 每回 10次	三角肌 肱二頭肌 斜方肌 棘上肌	35.83 大卡

肩臂寬厚、穿背心像金剛芭比……背面、側面美人都當不成？明明只有20歲，手臂肉卻有婆婆的實力，好像抓雞不費力？快捏捏手臂外側，脂肪都在這裡啦！只要簡單的後抬動作，就能修飾頸肩臂線條、雕塑三角肌。

1 背後預備

站立雙腳打開與肩同寬，上半身挺直呈一直線，雙手在背後握住毛巾中段。

2 雙手後抬

腹部吐氣，雙手同時往後往上伸抬到最高，保持呼吸維持20秒。

3 吸氣回位

吸氣，雙手放鬆回到步驟1。再重複做10次。

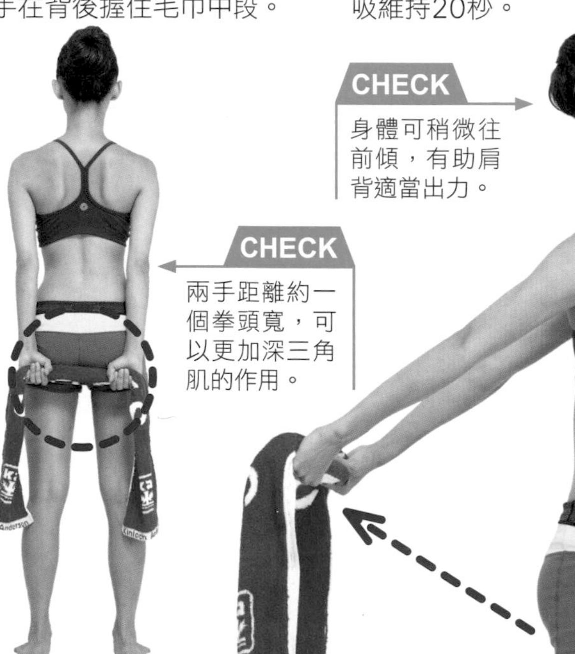

CHECK

身體可稍微往前傾，有助肩背適當出力。

CHECK

兩手距離約一個拳頭寬，可以更加深三角肌的作用。

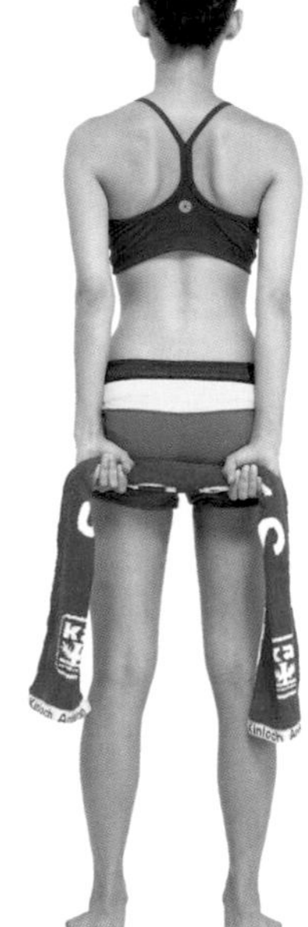

POINT 提醒

頭不可往後仰

雙手在背後伸抬毛巾時，很多人以為用力健美的效果會更好，會將身體或頭往後仰，這是錯誤的！這樣的作用反而會分散功效，造成頸肩痠痛。

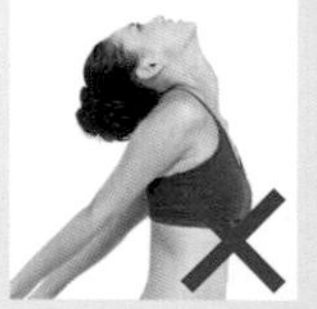

注意

抓毛巾的位置會影響到不同肌肉的作用力，例如：抓毛巾兩端則對於擴胸、背部美化有效；而抓毛巾中段抬伸，力量會集中在上臂及肩胛骨，能修飾上臂。

背部起身

DVD示範

功效：熊背變瘦，紓解痠痛

建議次數	強健肌肉	做10分鐘消耗熱量
每次維持10秒 每回10次	大小菱形肌 闊背肌 斜方肌 棘上肌	58.33大卡

多數人工作、玩3C時都是彎腰駝背，長期忽略伸展運動背部，脂肪和廢物堆積在上半身，就常有虎背熊腰、背部痠痛等問題。此動作不僅能幫助上身代謝燃脂、同時有緩解痠痛的功效。

1 平趴預備

俯臥在軟墊上，雙腿稍稍分開，將毛巾繞到背部，雙手握住毛巾兩端。

CHECK 雙手手臂伸直，自然拉直毛巾兩端，放在臀部預備。

2 背後伸舉

慢慢吐氣，雙腿不離地抬起上身，手臂伸直向上延伸，屏氣用力維持10秒。

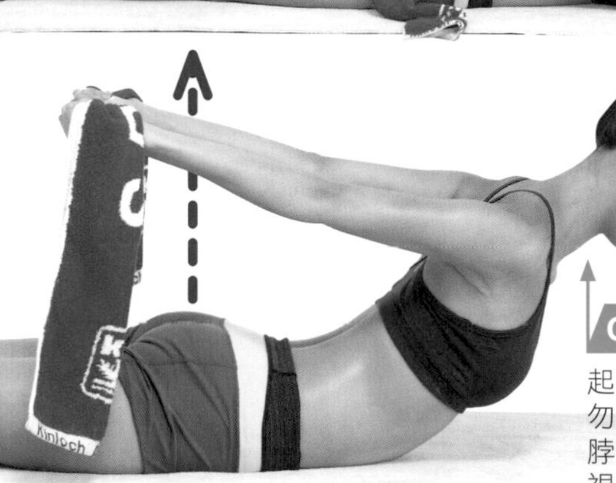

CHECK 起身時應抬頭勿仰頭，伸直脖子，眼睛直視前方地板。

3 吸氣放下

慢慢吸氣，頭部、手部慢慢回到步驟1，全身放鬆。再重複10次。

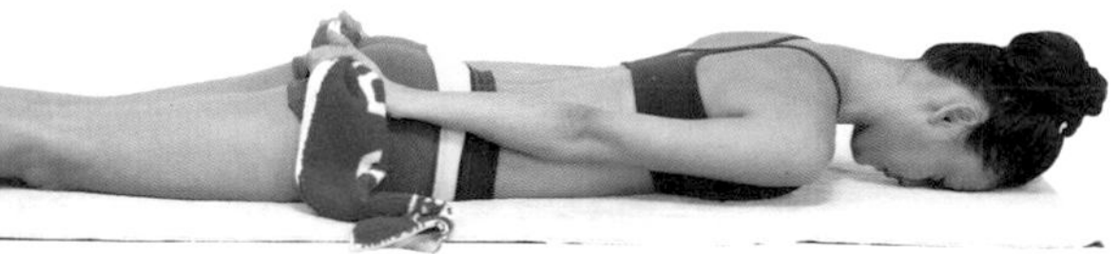

POINT 提醒

抬背時勿低頭，也勿仰頭

抬起背時，背、腰、手臂一起出力，頸部也要配合一起抬頭，以視線平視前方為高度；但也不要抬過頭，低頭或過頭都會傷害頸部。

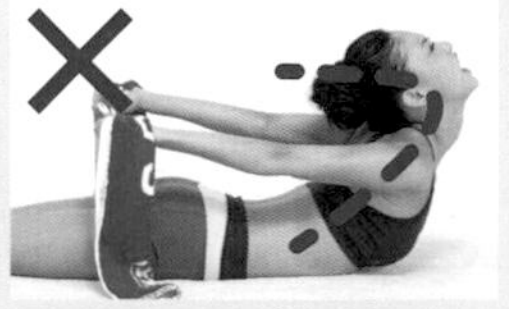

注意

毛巾做此動作，有利上身抬起，對於肩背部較堅硬的人可有效輔助伸展。但初學和腰椎受傷的人，請不要勉強。

拉腳壓腳

功效：纖瘦腳踝，延長小腿

建議次數	強健肌肉	做10分鐘消耗熱量
每次上下20次 左右各20次	股直肌 股中間肌 股外側肌 股內側肌	30.5大卡

東方人腿型比較彎、小腿較短，現代人久坐又常腳踝水腫，或誤穿高跟鞋穿出蘿蔔腿肚。想瘦小腿光靠節食、按摩都無法完全改善。據研究最有效是伸展運動，透過毛巾操放鬆、美化僵硬的小腿到腳踝肌肉群。

1 勾腳預備

站立一腳前一腳後，毛巾套在前腳腳底，雙手握住毛巾兩端。

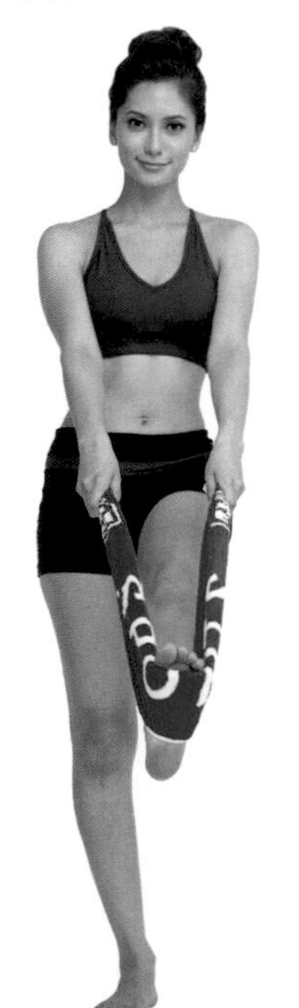

2 單腳拉高

拉高該腳伸直，抬高到兩腿開度將近70度。上身和另一腿保持挺直。

3 腳板延伸

慢慢吐氣，前腳往前延伸，腳背往上抬再下壓，反覆做20次。左右腳各20次。

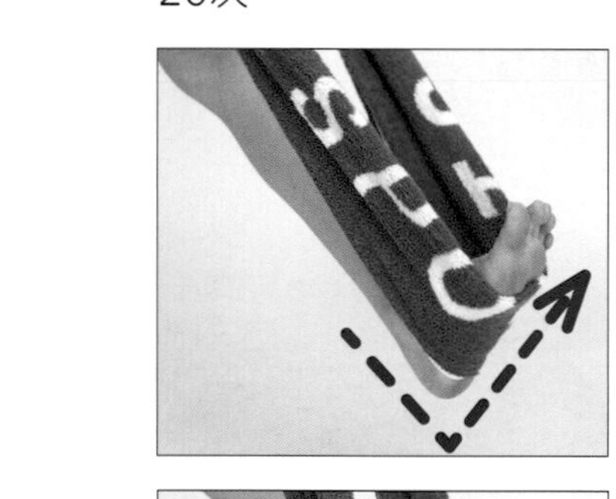

POINT 提醒

上身不要往前傾

身體往前傾的話，拉扯作用力不夠大，小腿肌無法充分伸展。

CHECK

提高的小腿略往中間收，保持平衡；腳板往上與毛巾拉力產生反作用力。

高舉飛躍

DVD示範

功效：全身修長，纖瘦背部

建議次數	強健肌肉	做10分鐘消耗熱量
每次維持10秒 左右各10次	大小菱形肌 闊背肌 斜方肌 棘上肌	48.23大卡

這個動作主要是全身背面肌肉的伸展運動，從手臂、肩背、腰臀、大腿後側都能鍛鍊到，一次攻擊背部脂肪無所遁形，馬上成為雙面美人，同時延伸全身線條和身體彈性。

1 後舉毛巾

站立雙腳與肩同寬，雙手抓住毛巾兩端，繞到頭後方拉平。

2 往後擴胸

高舉的雙手向下、往後延伸似擴胸運動；肩胛骨內夾，一腳膝蓋向後彎。

3 飛躍伸展

慢慢吐氣，雙手往後向上延伸；原本彎曲的腳，從大腿根部往後抬高，呈飛躍姿勢，維持10秒。吸氣回到步驟1，換腳練習，左右各做10次。

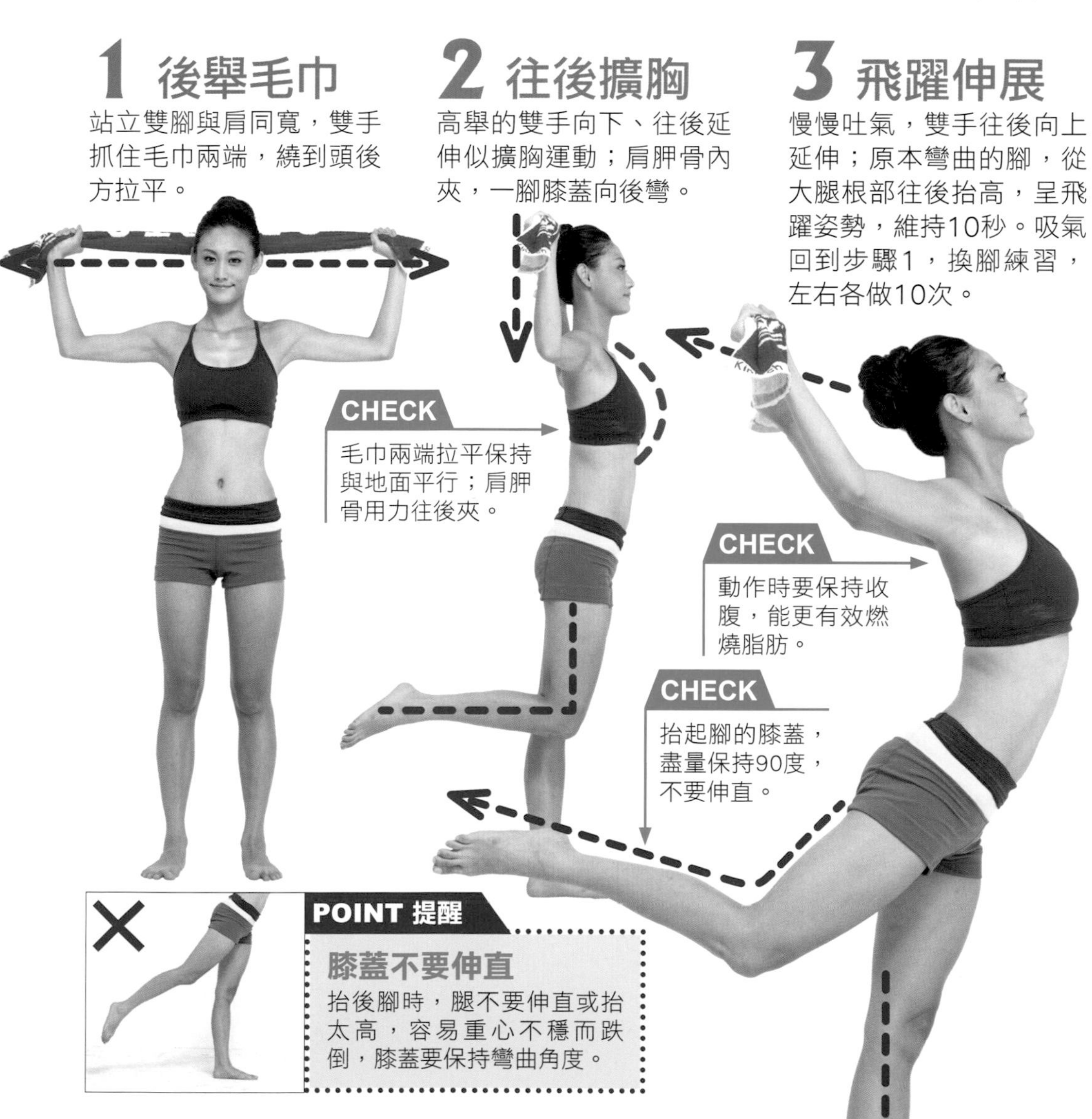

CHECK
毛巾兩端拉平保持與地面平行；肩胛骨用力往後夾。

CHECK
動作時要保持收腹，能更有效燃燒脂肪。

CHECK
抬起腳的膝蓋，盡量保持90度，不要伸直。

POINT 提醒

膝蓋不要伸直

抬後腳時，腿不要伸直或抬太高，容易重心不穩而跌倒，膝蓋要保持彎曲角度。

PLUS!
問答篇

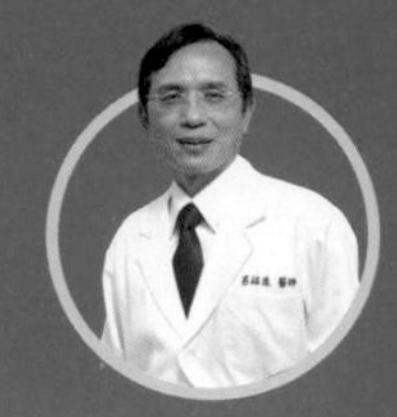

呂醫師門診常見Q&A——

1

Q: 快又劇烈的運動，不是比慢慢做毛巾操容易消耗熱量？

A: 不會！短時間的劇烈運動主要是幫助肌肉生長，但是減重、不復胖是長久計畫，和緩的有氧運動，例如：毛巾操、伸展操，更能促進代謝、持續排除多餘油水。建議大家：**減肥初期多做有氧運動**，增加卡路里和脂肪的燃燒，就可以看出體重減輕，浮肉水腫的現象也會改善。**持續做有氧毛巾操減重8週後，適度嘗試無氧運動（重量訓練），會增加肌肉和肌力，各部位線條能明顯塑形，更有助於提升基礎代謝率。**每增加0.5公斤的肌肉，身體每天就會多消耗50卡以上的卡路里。

2

Q: 我吃減肥藥體重有變瘦，但為什麼肚子贅肉還是很壯觀？

A: **身體的運作和減重，都需要肌肉支持。**贅肉的情況表示缺乏肌肉，必須透過局部運動增加肌肉，來促進腰腹脂肪燃燒，可參考P60～63腰部燃脂毛巾操。

再來，大家要了解減肥藥的3種原理，再決定減重方法：**①食欲抑制劑：**這類藥物是通過抑制中樞神經去甲腎上腺素、5-羥色胺（5-HT）的再吸收、興奮飽食中樞，產生飽腹感而減少食欲。**②脂肪吸收阻滯劑：**常用的是內源性脂肪抑制劑、減少營養吸收藥。**③雙胍類降糖藥：**藉抑制食欲、延緩腸胃道吸收糖份，用於肥胖症合併糖尿病的治療。這些減肥藥雖然減少熱量吸收，卻很難避免營養失衡，瘦得不健康、肌膚也會鬆垮，嚴重者昏倒、昏睡、憂鬱、躁鬱，甚至停經、肝腎功能受損等，實在得不償失。

3

Q: 做操到流汗就有消耗到熱量嗎？

A: 流汗只是把水份排出體外，消除一些水腫，但不會減到脂肪贅肉，算是「假性減重」，只有安慰心情的作用！毛巾操此類的有氧運動，**需連續做超過12分鐘，身體才會開始燃燒脂肪，並增進心肺功能，自然加快喘氣；且每次伸展維持10秒以上更佳。此外，加上做操前暖身、做操後舒緩各5分鐘，建議減重者每次做到30分鐘。**

4

Q: 傍晚做操最能燃脂，但這時要上班，其它時段效果會差嗎？

A: 傍晚做操是最理想的時段，身體機能正處於高活躍時期、攝氧量最高，可以達到高度燃脂的功效。但這時段大家多忙於工作上課，我建議在**早晨起床時做15分鐘毛巾伸展操，喚醒身體；晚飯後隔1小時，從輕度毛巾操慢慢增加強度約30分鐘；睡前做15分鐘和緩的操式，有助睡眠和持續燃脂。**睡前避免做高強度運動，以免促使交感神經興奮，反而睡不著喔！

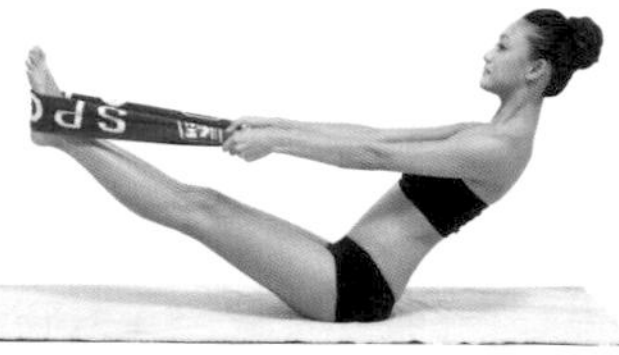

燃脂毛巾操變瘦·不復胖問到底！

5

Q: 之前做毛巾操變瘦了，但最近偷懶，脂肪會不會爆增？

A: 如果你曾經減重，減重過程中會減去脂肪，也會減去一些肌肉；不過減到一半放棄或體重回復，胖回來的可大多是脂肪！

而且年齡增長會使肌肉量減少，人從25歲起，每年身體平均會自然損失0.25公斤的肌肉，因此基礎代謝率每年減少0.5%；亦即**10年後，就算生活和飲食習慣都沒改變，我們也會增加2.8公斤的肥肉，減少2.5公斤的肌肉，不知不覺產生5.3公斤的改變。**此時就算體重數字一樣輕，體內組織卻被脂肪鬆散的密度撐滿，水桶腰、大象腿、鮪魚肚、蝴蝶袖通通上身，體型曲線一走山，看起來也比實際年齡老態。

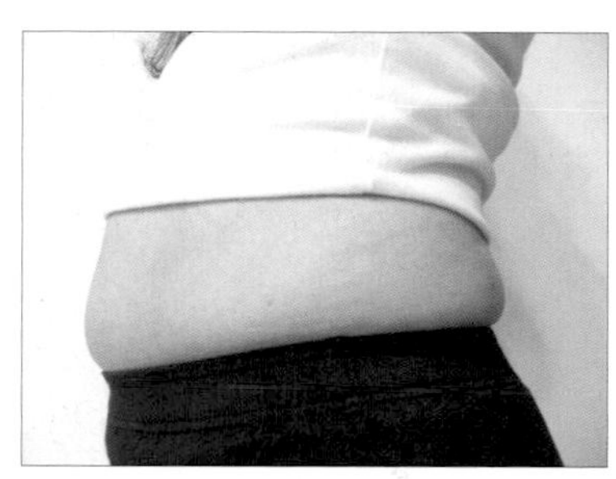

6

Q: 少吃一點就會瘦？減肥少吃比多動更有效？

A: 很多人想減肥會特別壓抑食量，其實**「食量≠熱量」，只要掌握每日攝食總熱量在1000～1200卡，不見得要少吃，像高纖、高酵素食物反而可以多吃**（詳見PART 5）；一方面了解飲食的成份和燃脂力，一方面藉做操運動輔助，**讓每天的耗能排量，輕鬆大於吃進肚的熱量，就不會有累積，還能用掉原有的脂肪。**不過，成功減肥後，想要維持不復胖，運動做操就變得比飲食還重要！

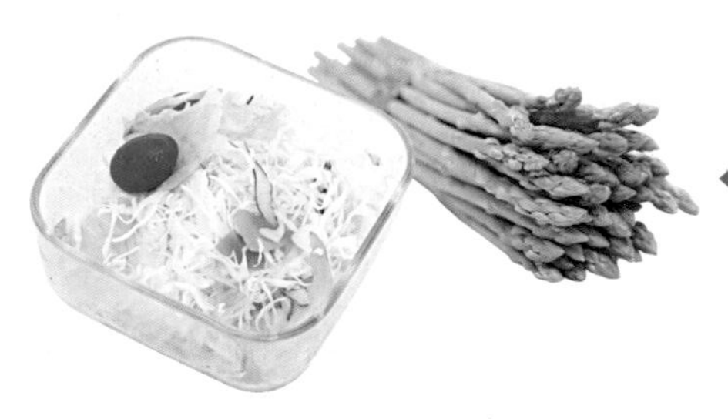

7

Q: 我喝水會胖、呼吸也胖，救救我！

A: 有人減肥很難成功，常自嘲「連喝水都會胖」，如Q1那是因為肌肉會隨年紀每年流失0.25公斤，**在沒有肌肉協助燃燒的情況下，熱量會都變成脂肪，真的連喝水都會胖。**因此提醒減肥者，與其節食減肥不如運動減肥，既持久又可長肌肉。**肌肉量是減重的關鍵，肌肉燃燒的熱量是比脂肪的7倍，**且肌肉越多，燃燒熱量越多，身體的基礎代謝力也越快。

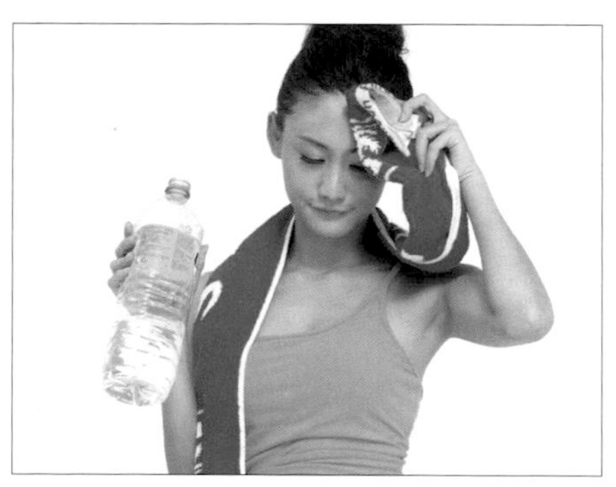

PART 4 雕塑篇

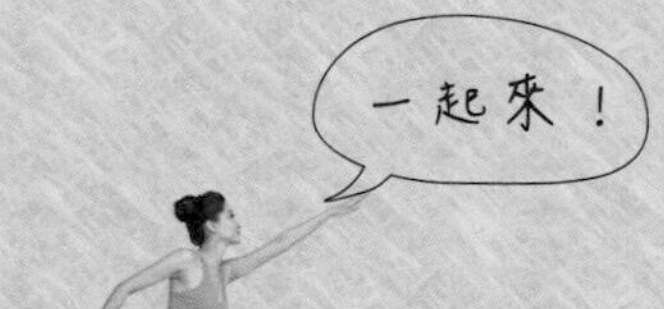

增加局部肌力，促進胸腰臀腿線條緊實細緻！

更自信的進階運動，大流汗也樂在其中！

10個超效雕塑毛巾操，雕出「青春肉體」的彈性活力！

82 塑身要「減法」，更要懂得「加法」！

86 [美胸] ❶ **舉手後拉** 美化鎖骨，堅挺胸型

88 [美胸] ❷ **挺胸半蹲** 讓小胸變圓，大胸變挺

90 [美胸] ❸ **躺椅美胸** 垂胸上提，消除副乳

92 [纖腰] ❹ **上身轉腰** 消胃凸粗腰，練11字腹肌

94 [纖腰] ❺ **抬腿扭轉** 減腰側肉，緊實側腰線

96 [翹臀] ❻ **縮腹抬腿** 提臀消暗沉，打造微笑線

98 [翹臀] ❼ **橋式墊腳** 扁臀變圓，翹臀變蜜桃

100 [美腿] ❽ **半蹲伸曲** 緊實大腿前側肌、膝蓋贅肉

102 [美腿] ❾ **勾腳伸手** 流線型大腿、側腰、脊椎

104 [美腿] ❿ **高舉下蹲** 緊實大腿內側，修長小腿

106 ***PLUS！*** **問答篇** 呂醫師門診常見Q&A——

雕塑毛巾操線條．女體美輕鬆練！

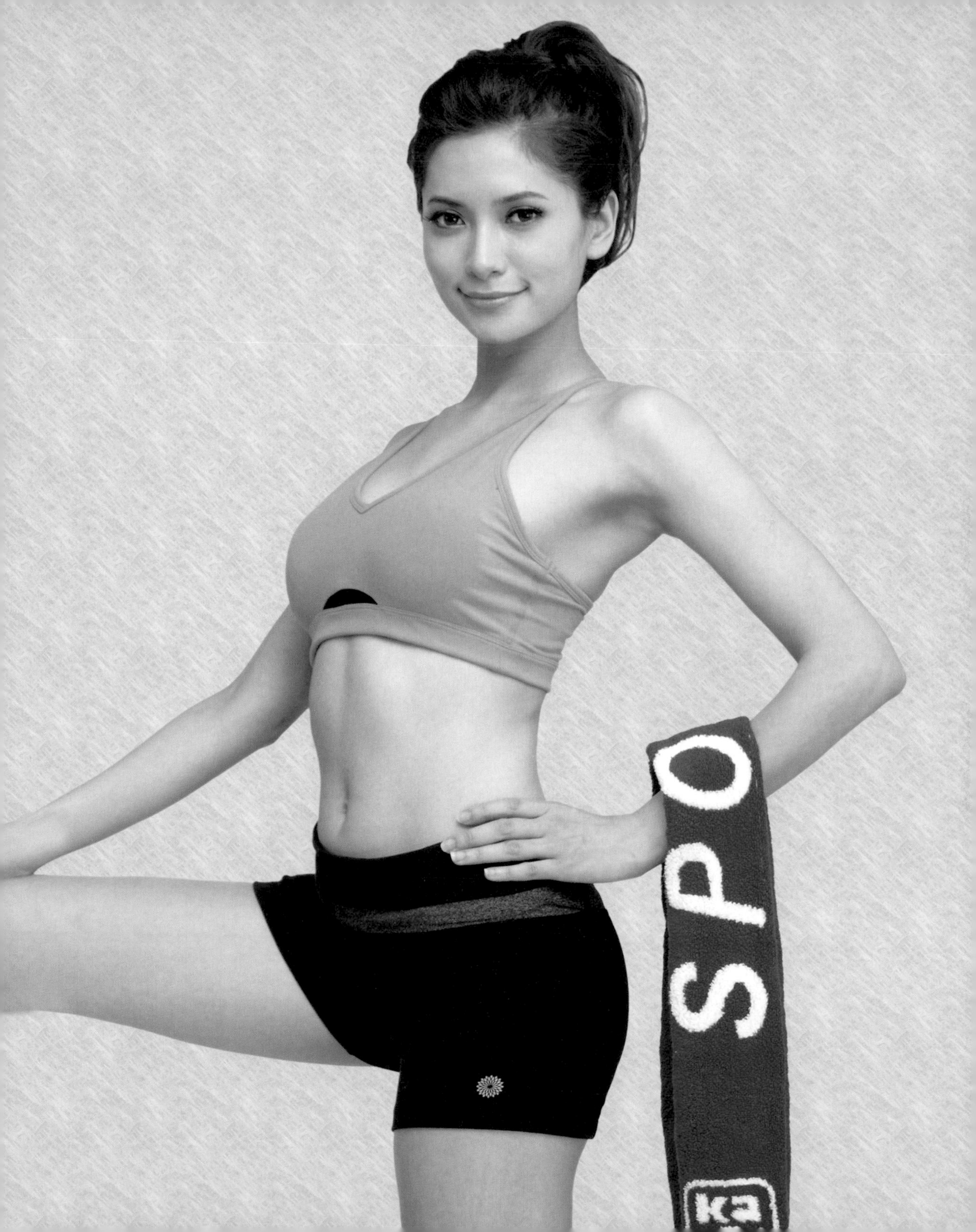
SPO

超完美！

10個再進階雕塑毛巾操

塑身要減法，更要懂得加法！

就算家人都胖胖的，毛巾操可以改變肥胖基因

人體內有3萬多個基因，其中127個基因和肥胖有關。很多胖胖的人，會把瘦不了歸咎於「遺傳」；特別是媽媽胖胖的，或自己當了媽媽，更強化了「都是這種體型」的宿命。其實根據研究，只要多運動做操，身型就能減少40%遺傳的影響。

人的體內約有10～13種會影響肥胖的基因變異，每增加一種肥胖的基因變異，就會增加0.15個BMI值。但如果你常運動做操，每一個肥胖基因變異只會增加0.13個BMI值，這0.02的差異，當你有10個基因變異，就能少掉0.2個BMI值，對170公分的人就直接變輕0.6公斤。

BMI ＝ 體重公斤 ÷ 身高公尺 ÷ 身高公尺。即Body Mass Index ＝ 身體質量指數，標準值為22～24。BMI值過高，代表身高和體重比例不良，還容易得三高、代謝症候群等。

相反地，不運動做操的人，每一個肥胖基因變異會增加0.2個BMI值；對170公分的人就等於592公克，比常運動的人多了0.07個BMI值。

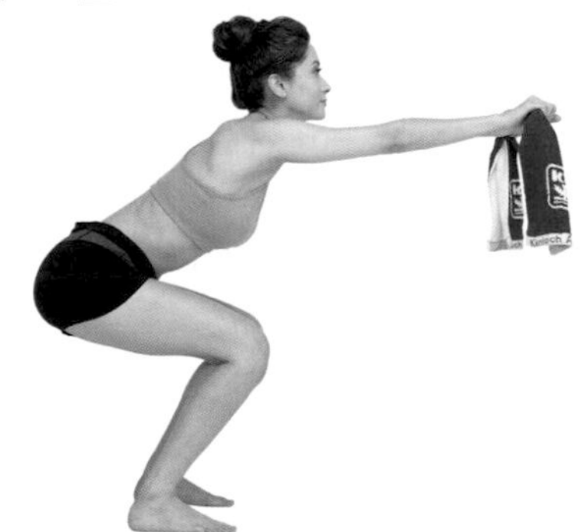

我已經很瘦了，為什麼要塑身？

我們知道，不論是何種身型的人，保持適當運動，可以讓身心活化青春。最近也有很瘦的年輕美眉問我：「醫師，我只有42公斤，為什麼還要做塑身操？」其實，**毛巾操塑身運動，可以重新組合脂肪和肌肉量，將脂肪歸到對的位置、幫肌肉塑型**，圓身者可以修飾線條，乾扁身型則能塑造出有曲線的體態，同時增加肌膚彈性，長保年輕活力！

美國新墨西哥大學的進化生物學家在15年裡做過研究，受訪的大部分男性表示，「身體勻稱度標準的女性」最獲得男性青睞，因為在他們眼中，這種女性擁有不可言喻的吸引力，也就是所謂的「性感」。而我所接觸到喜歡做毛巾操、瑜伽等健身操的女性則表示，**透過做操，她們更喜歡和自己的身體相處，做操的健美成果也讓她們相信——自己絕對有更好、更迷人的實力。**

而勻稱的指標等於圓臀、細腰，有科學研究證實，腰圍是臀圍的67～80%的「葫蘆型身材」，是最健康和吸引人的。然而要造就如此身形曲線，肌肉量是重要關鍵，這絕對跟減肥、一味要瘦無關。

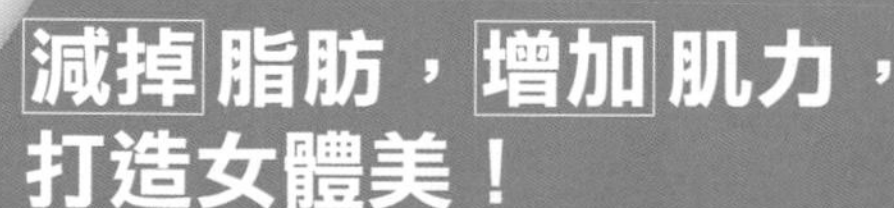

減掉脂肪，增加肌力，打造女體美！

想擁有標緻的身材，除了先減去多餘脂肪，達到體重計、體脂計上的標準數字，更重要的是要強化身體線條，增加女性的肌力與魅力。

如果以前妳也曾被「瘦即是美」的歪風動搖，希望手腳細如竹竿、腰圍再少個幾吋、屁股愈小愈好……，甚至靠節食和運動無法很快達到目的時，寧願冒險嘗試整型或偏方，這樣的血汗代價真的是一條毛巾的百萬倍啊！

現在，我們要想想怎樣對自己的身體好一點。不妨拿起毛巾開始試試下頁起10個雕塑毛巾操動作，緊實身上原本的肌肉、平坦有彈性的小腹、圓翹有存在感的臀部，打造有魅力的體態，以身為一位「健康系美人」而自豪！

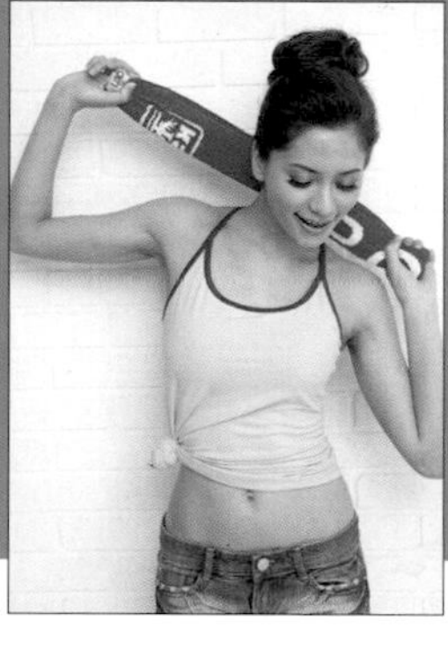

美胸雕塑 ①

舉手後拉

功效：美化鎖骨、堅挺胸型

建議次數	強健肌肉	做10分鐘消耗熱量
每次維持 10秒 每回 10次	提肩胛肌 斜角肌 胸鎖乳突肌 棘上肌 棘下肌	36.48 大卡

鎖骨是展現女人頸肩纖細、骨感的象徵；時尚圈「擠鎖骨」的風潮，更勝過「擠事業線」。鎖骨曲線好自然能修飾臉型，勾勒出上半身的氣質與曲線，更凸顯臉小胸圓。

1 吸氣平舉

慢慢吸氣，毛巾平舉到胸前，雙手保持左右平均拉直毛巾。

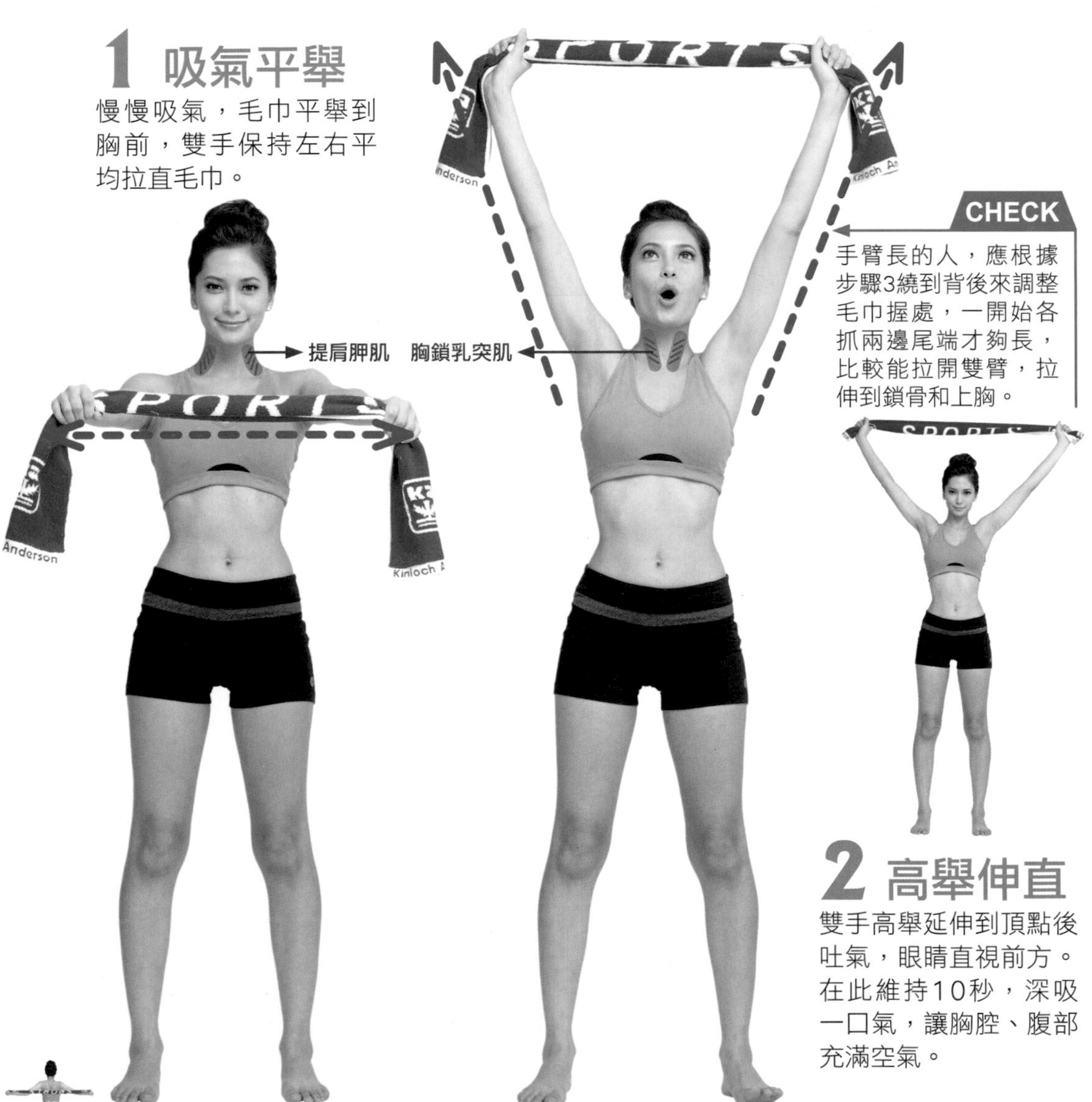

CHECK

手臂長的人，應根據步驟3繞到背後來調整毛巾握處，一開始各抓兩邊尾端才夠長，比較能拉開雙臂，拉伸到鎖骨和上胸。

2 高舉伸直

雙手高舉延伸到頂點後吐氣，眼睛直視前方。在此維持10秒，深吸一口氣，讓胸腔、腹部充滿空氣。

3 繞到後方

緩慢吐氣，雙手往後往下繞到身體背面。再吸氣繞回步驟2，吐氣回到步驟1。每回循環10次。

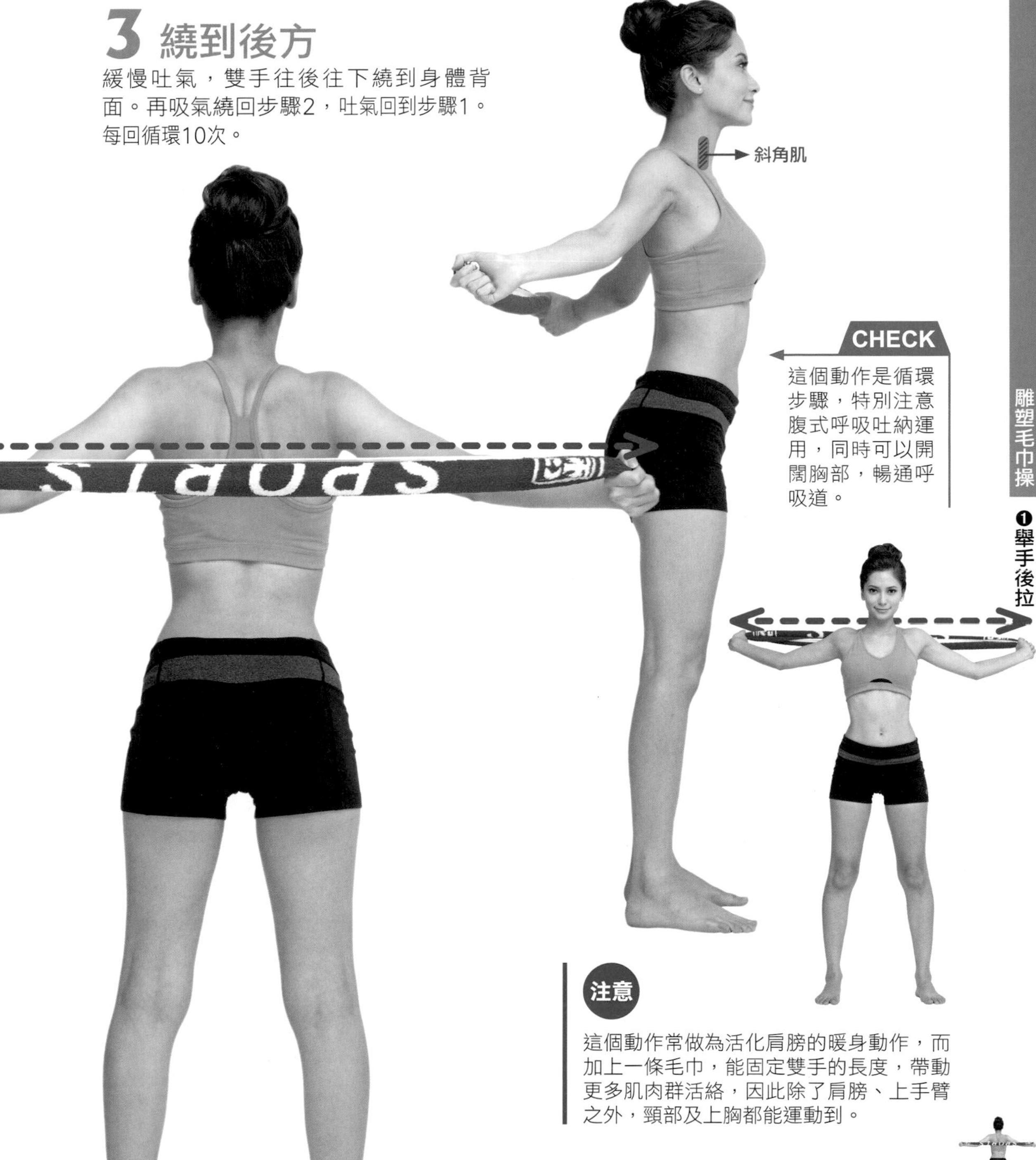

CHECK

這個動作是循環步驟，特別注意腹式呼吸吐納運用，同時可以開闊胸部，暢通呼吸道。

注意

這個動作常做為活化肩膀的暖身動作，而加上一條毛巾，能固定雙手的長度，帶動更多肌肉群活絡，因此除了肩膀、上手臂之外，頸部及上胸都能運動到。

挺胸半蹲

功效：讓小胸變圓，大胸變挺

建議次數	強健肌肉	做10分鐘消耗熱量
每次維持10秒 每回10次	提肩胛肌 三角肌 棘上肌 棘下肌 胸大肌 胸小肌	26.58大卡

女性胸部難逃地心引力、產婦哺乳後想拉提胸部，此動作可以帶動胸部淋巴循環深層運動，增進乳房緊實度，並修飾側胸曲線。持續做操即常保胸肌彈性，預防下垂和副乳。

1 張大吸氣

雙腳打開成肩寬2倍，雙手抓住毛巾兩端，在頭後方往上伸直高舉過頭，深吸氣。

2 吐氣後拉

慢慢吐氣，雙手往後自然往下壓，胸部往前挺出，感覺肩胛骨被夾擠，維持10秒，保持腹式呼吸。

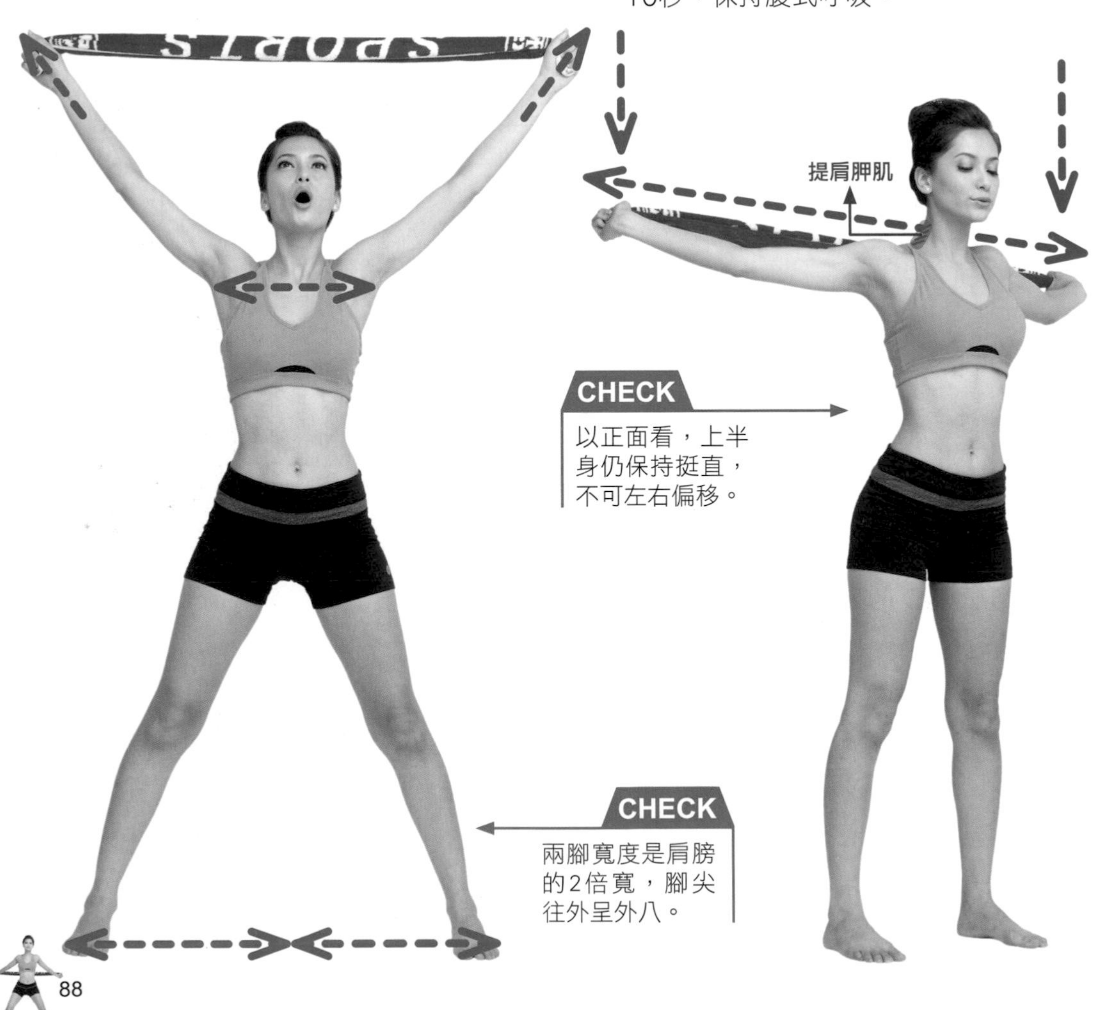

CHECK
以正面看，上半身仍保持挺直，不可左右偏移。

CHECK
兩腳寬度是肩膀的2倍寬，腳尖往外呈外八。

3 挑戰下蹲

慢慢吐氣，手保持姿勢雙腿慢慢半蹲，眼睛看向前面略上方。維持10秒後，深吸一口氣，吐氣起身回到步驟1。

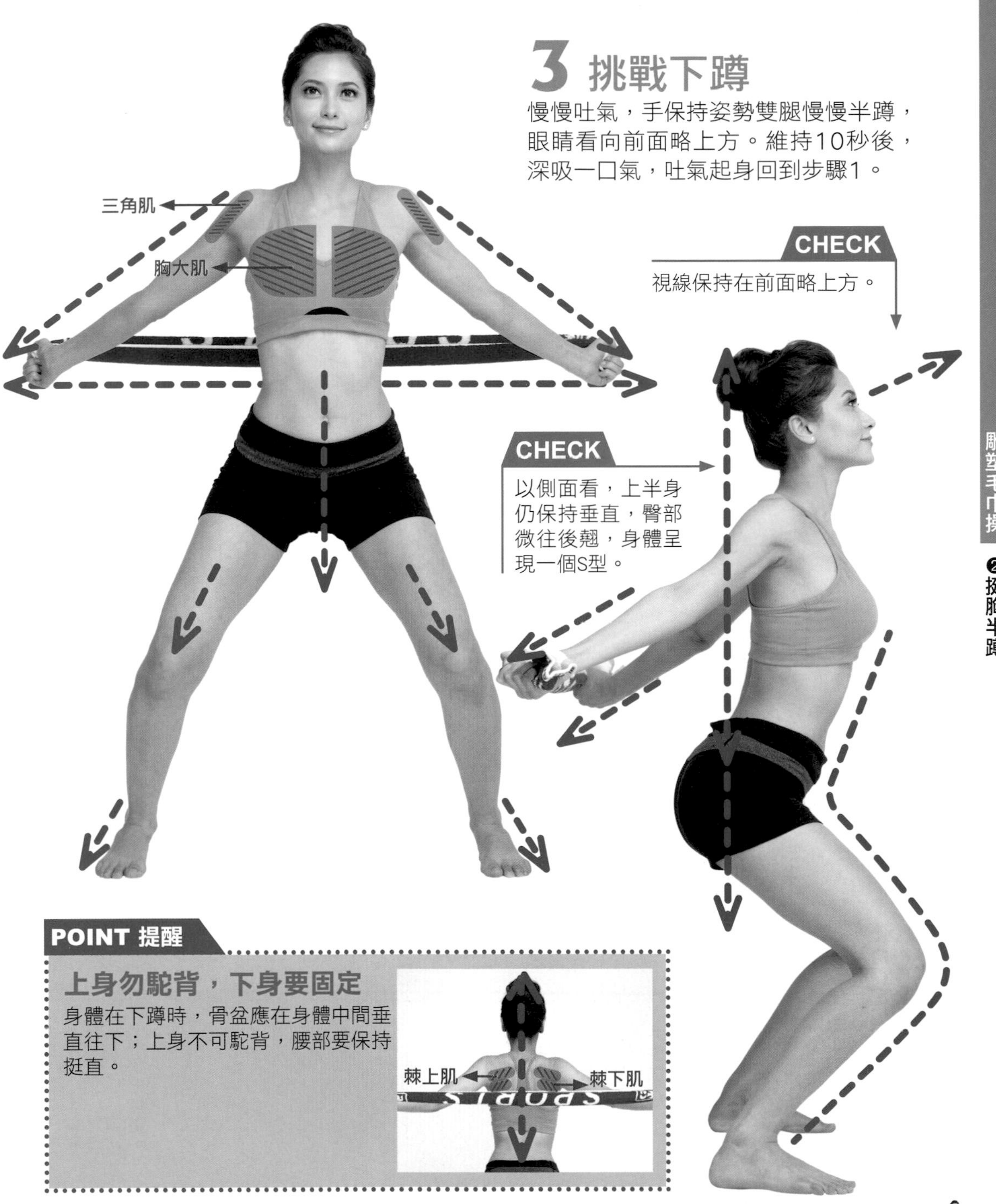

POINT 提醒

上身勿駝背，下身要固定

身體在下蹲時，骨盆應在身體中間垂直往下；上身不可駝背，腰部要保持挺直。

躺椅美胸

DVD示範

功效：垂胸上提，消除副乳

建議次數	強健肌肉	做10分鐘消耗熱量
每次維持 10秒 每回 10次	豎背肌 胸大肌 胸小肌	52.58 大卡

此動作主要是把下垂的胸部提拉到原位，也常保胸型美挺，在伸展時同時幫助修飾副乳，避免脂肪堆積、疏通淋巴排毒。

1 躺椅預備

讓背脊躺在椅墊上，頭部和下半身懸空。兩手與肩同寬握住毛巾放在胸前。

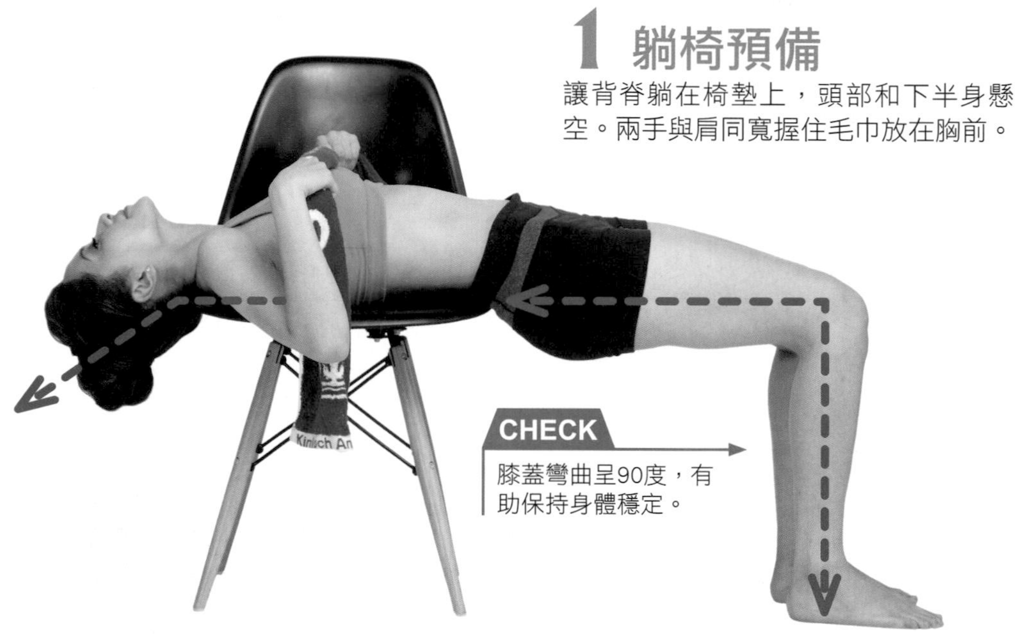

CHECK

膝蓋彎曲呈90度，有助保持身體穩定。

POINT 提醒

不是舉到肩膀上方

在步驟3的動作，雙手要停留在下巴上方，與肩膀保持45度，持續讓作用力延伸。

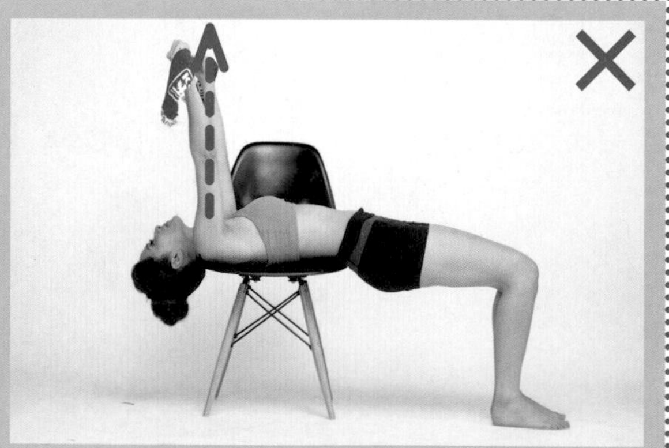

2 吐氣後拉

慢慢吐氣，雙手往後高舉過頭，與身體形成一水平線，手臂完全伸直，此時可以感覺胸部、腹部自然延展，吸氣維持10秒。

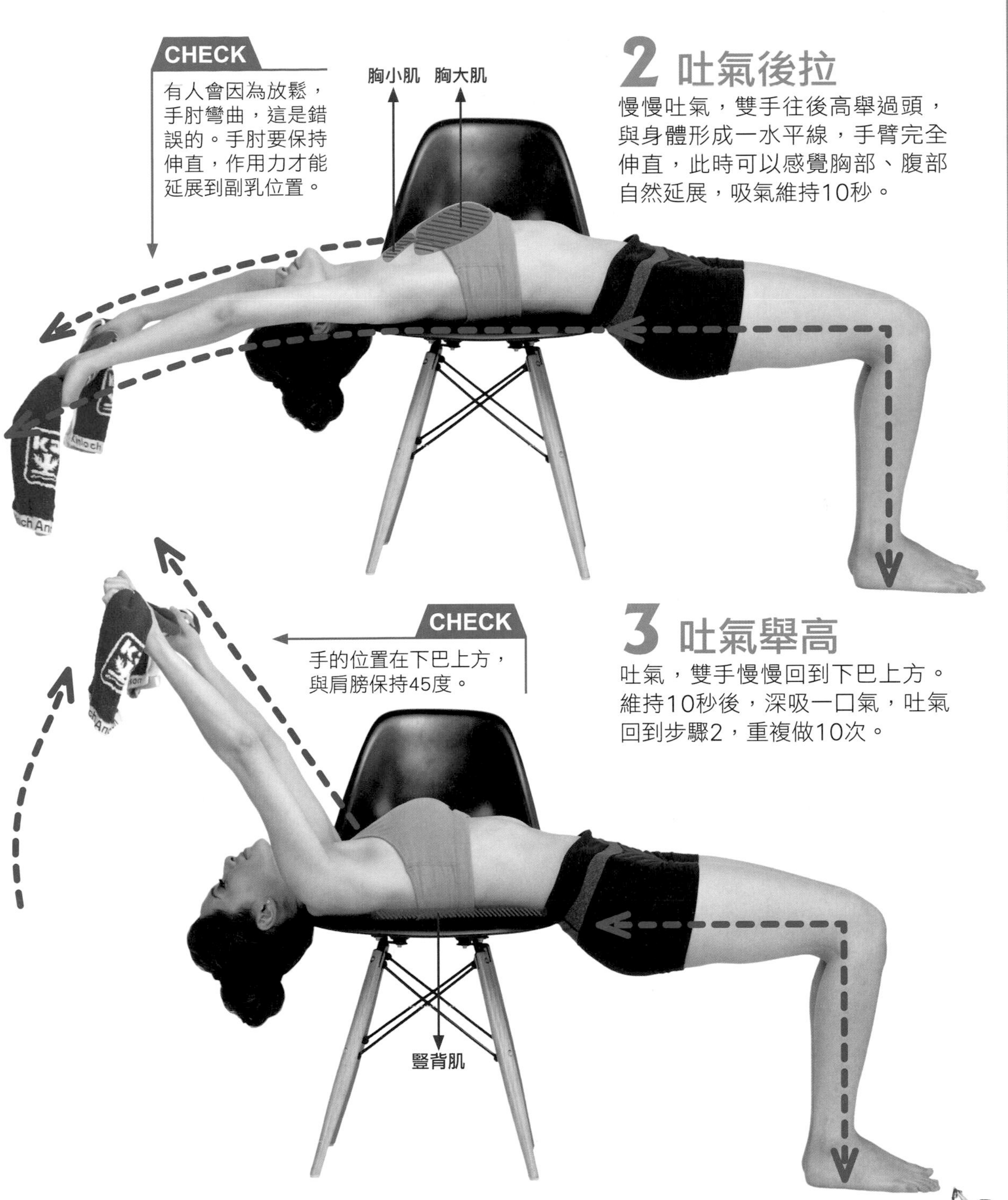

3 吐氣舉高

吐氣，雙手慢慢回到下巴上方。維持10秒後，深吸一口氣，吐氣回到步驟2，重複做10次。

上身轉腰

DVD示範

功效：消胃凸粗腰，練11字腹肌

建議次數	強健肌肉	做10分鐘消耗熱量
每次維持 10秒 每回 30次	腹外斜肌 腹直肌 腹橫肌 腰方肌 骼腰肌 臀中肌	42.55 大卡

許多女生四肢纖細，但上腹凸出像青蛙身，原因就在進食太快、暴飲暴食。此動作可以刺激腸胃蠕動消化，改善胃凸，大量做操可讓腹部肌肉呈現傲人11字線條，穿比基尼更有自信！

1 半蹲繞毛巾

站立半蹲，雙腳打開為肩寬2倍，握住毛巾兩端，繞到背後肩胛骨下方緊貼。

CHECK

這個動作需依照身體寬度挑選毛巾長度，成人一般建議110cm以上的運動毛巾為佳。

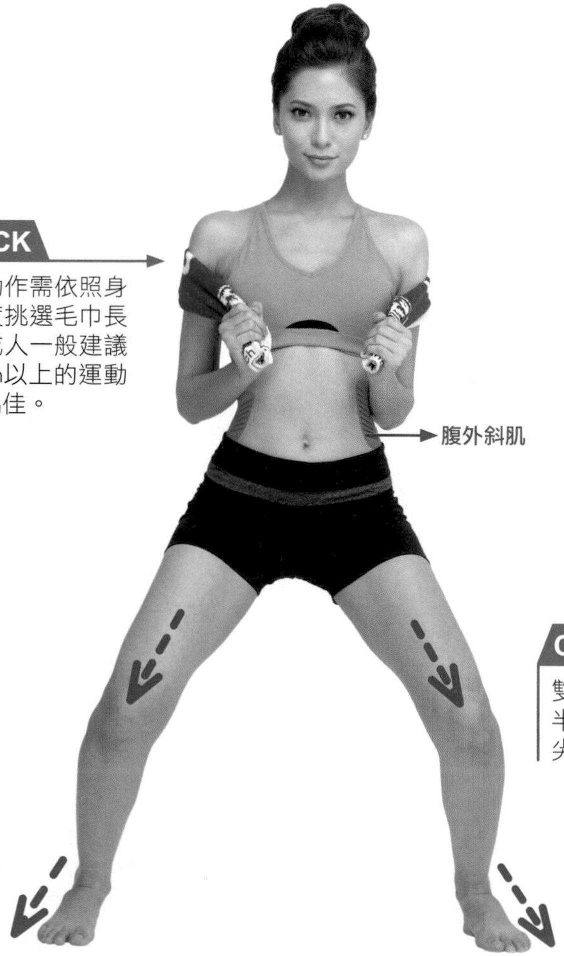

腹外斜肌

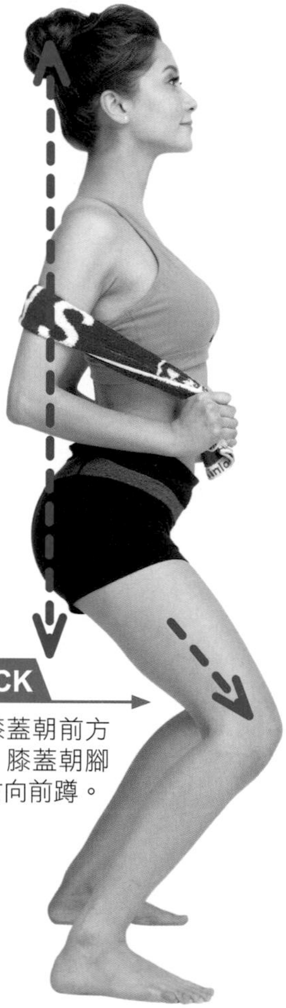

CHECK

雙腳膝蓋朝前方半蹲，膝蓋朝腳尖的方向前蹲。

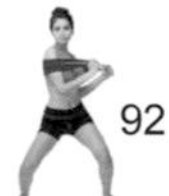

2 扭腰右轉

慢慢吐氣，左手帶動上半身扭轉至右邊，吸氣維持10秒。

CHECK

以毛巾做扭轉時的輔助，上半身盡量扭轉，但保持頭部、骨盆和下半身不動，眼睛注視前方。

腹直肌

腹橫肌

3 扭腰左轉

慢慢吐氣，右手帶動上半身扭轉至左邊，維持10秒後，深吸一口氣，吐氣回到步驟1，左右各做30次。

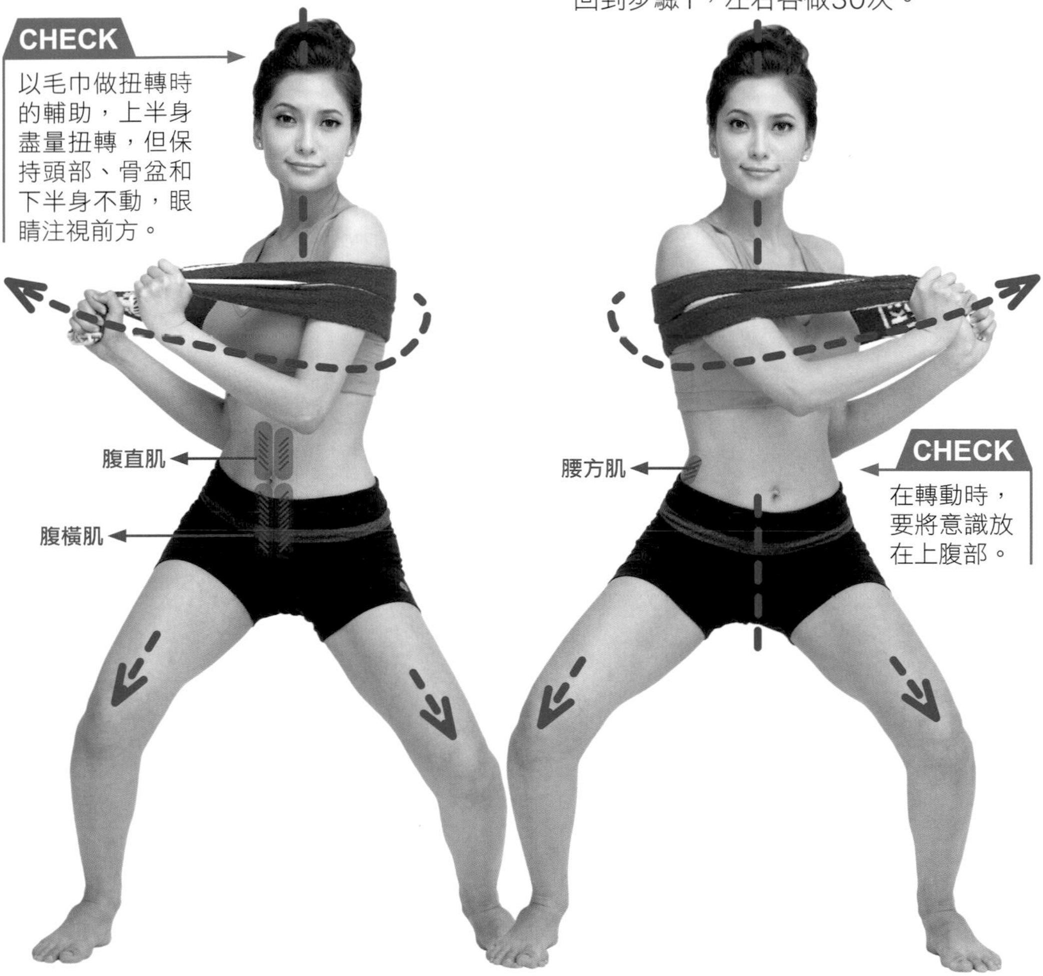

腰方肌

CHECK

在轉動時，要將意識放在上腹部。

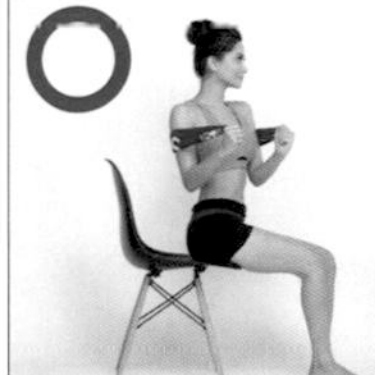

POINT 提醒

坐在椅子上也可以運動

坐在椅子上做上身轉腰運動時，要坐在椅子的邊緣處，上身挺直，才能有效運動到該部位。

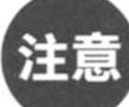

由於這個動作是要雕塑上腹部及側腰曲線，因此動作時要記得保持收腹，可以加強雕塑並燃燒脂肪。

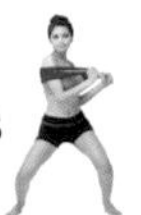

抬腿扭轉

DVD示範

功效：減腰側肉，緊實側腰線

建議次數	強健肌肉	做10分鐘消耗熱量
每次維持 10秒 每回 30次	腹外斜肌 腹橫肌 腰方肌 髂腰肌 臀大肌 闊筋膜張肌	52.36 大卡

這個操式是動作4「上身轉腰」的進階版，配合抬腳往反方向扭轉，產生扭腰的轉力，鍛鍊到最難練的腰側肉，即使坐著或穿低腰褲都有迷人腰線。

1 站定預備

站立，雙腳打開肩同寬，握住毛巾兩端，伸直平放在胸前。

2 扭腰右轉

慢慢吐氣，左手帶動上半身扭轉至右邊，右腳抬起扭轉左邊，臉仍朝向前方，吸氣維持10秒。

腰方肌
腹橫肌
CHECK
在轉動時，要將意識放在腰腹部的扭轉。

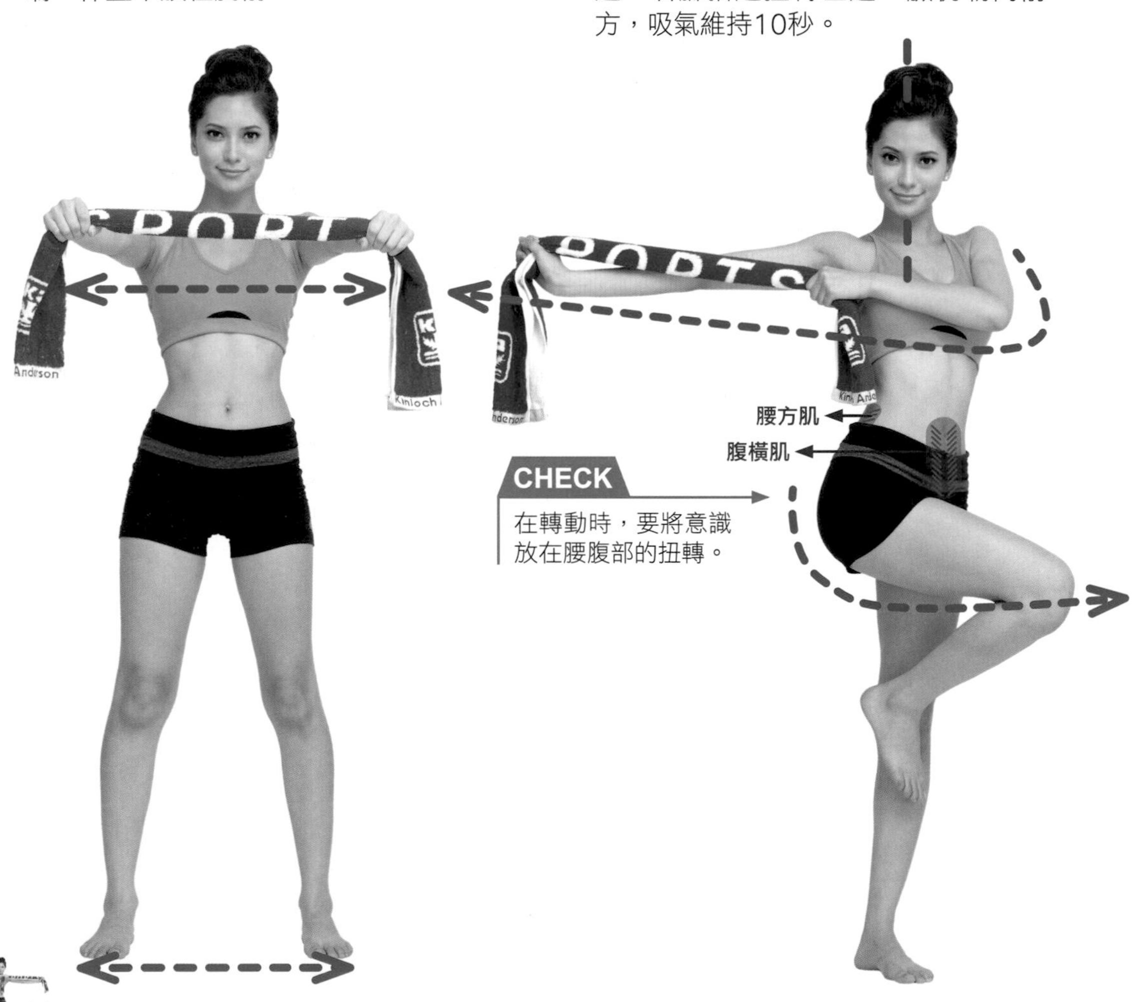

3 扭腰左轉

慢慢吐氣，右手帶動上半身扭轉至左邊，左腳抬起扭轉右邊，維持10秒後，深吸一口氣，吐氣回到步驟1，左右各做30次。

CHECK

頭部不動，仍保持在身體的中間，注視前方。

腹外斜肌

臀大肌

CHECK

以毛巾做扭轉時的平衡輔助，上半身和抬腿盡量往反方向扭轉。

注意

在做這個動作時，不需要緊握毛巾太讓手臂用力。手握毛巾只是輔助讓動作穩定，增加扭轉的幅度。

POINT 提醒

腿沒有扭轉是錯的！

轉腰時，要搭配單腿抬起並往反方向扭轉，該膝蓋要往側身延伸，才會徹底鍛練到腰側肌肉，抬腿膝蓋朝前的話並無纖腰效果。

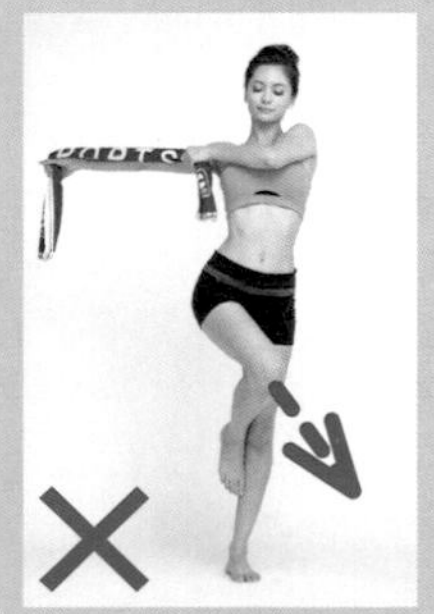

縮腹抬腿

功效：提臀消暗沉，打造微笑線

建議次數	強健肌肉	做10分鐘消耗熱量
每次維持10秒 每回30次	腰方肌 臀大肌 股中間肌 半腱肌 半膜肌	46.12大卡

臀部也難逃地心引力，會逐漸下垂，久坐還會出現暗沉、橘皮。可以鍛鍊大腿後側肌力來緊實臀大肌、提高臀型、打造「微笑線」。動作以大浴巾摺墊在骨盆位置，支撐骨盆更容易運動。

1 趴好墊毛巾

趴在軟墊上，把摺好的毛巾球放在下腹部（骨盆）下，雙手張開與肩同寬往前方伸直。

CHECK

雙手向前身，手掌貼在地板上，下巴輕輕放在地板上，脖子不要用力撐，以免後頸痠痛。

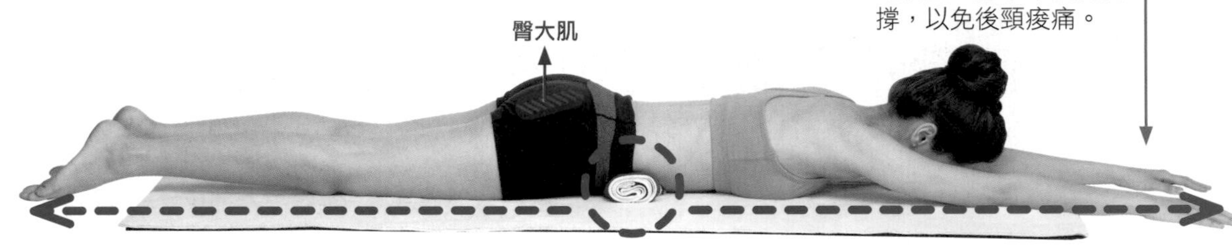

2 單腳彎曲

一隻腳的膝蓋垂直彎起，腳踝稍微用力，彎曲呈直角。

CHECK

利用毛巾球或是抱枕放在骨盆位置墊高，有助達到緊實臀緣到大腿後側肌肉群。

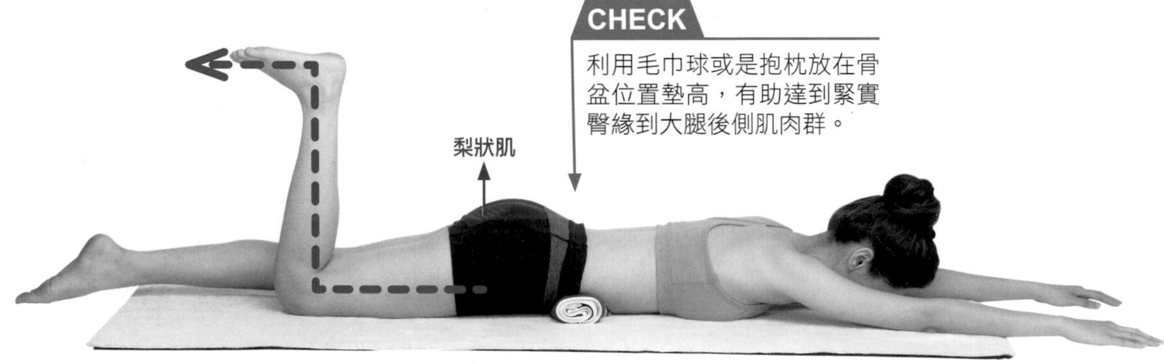

3 抬起大腿

腳踝保持垂直，像用腳底推天花板一樣，吐氣從大腿根部位置垂直往上抬，腹部吸氣維持10秒，吐氣回到步驟1，左右腿各做30次。

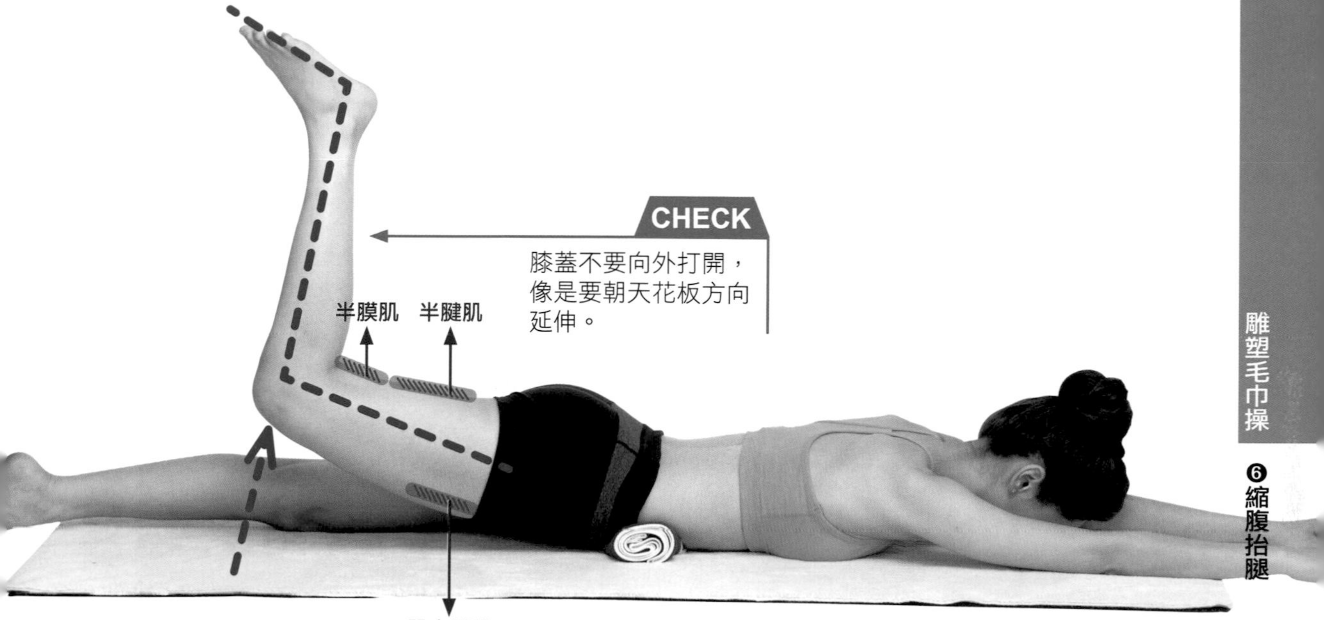

CHECK

膝蓋不要向外打開，像是要朝天花板方向延伸。

半膜肌　半腱肌

股中間肌

POINT 提醒

不可腳張開開，腳跟往外倒

膝蓋不要朝向側面，腳跟也不要向外倒，要注意腳不要往旁邊打開。

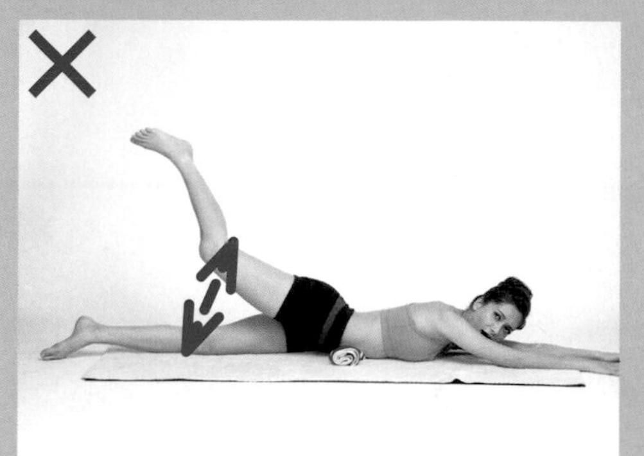

腳尖勿伸得太直，膝蓋抬得太高

腳尖伸直是不正確的。身體柔軟的人，也不要把膝蓋抬得太高。

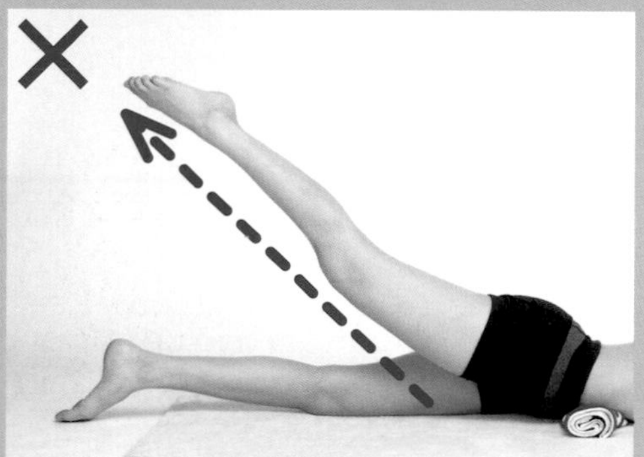

橋式墊腳

DVD示範

功效：扁臀變圓，翹臀變蜜桃

建議次數	強健肌肉	做10分鐘消耗熱量
每次維持5秒 每回10次	腰方肌 臀大肌 臀中肌 股方肌 半腱肌 半膜肌	42.22大卡

橋式是著名的提臀運動，在膝蓋位置夾毛巾，可以同時鍛鍊臀部側邊的臀中肌，刺激骨盆周圍的肌肉，讓扁平的臀部集中提臀。

1 躺在軟墊上

仰躺在軟墊上，把毛巾摺4摺放在兩個膝蓋中間，雙腳膝蓋彎曲，兩手自然放在身體兩側。

CHECK
肩膀保持放鬆不用力，手臂自然放在身體兩側。
CHECK
雙腳保持併攏膝蓋夾住毛巾。

2 抬起臀部

吐氣，利用腹部及大腿的力量，把臀部微微抬起維持5秒鐘，吸氣。

股方肌

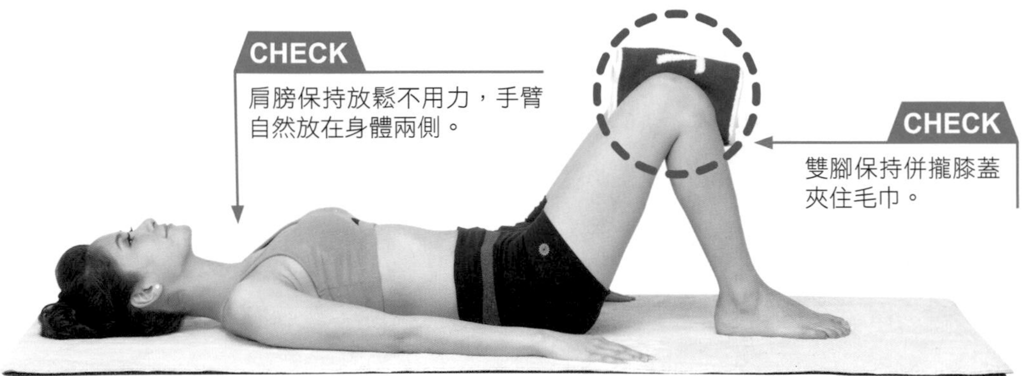

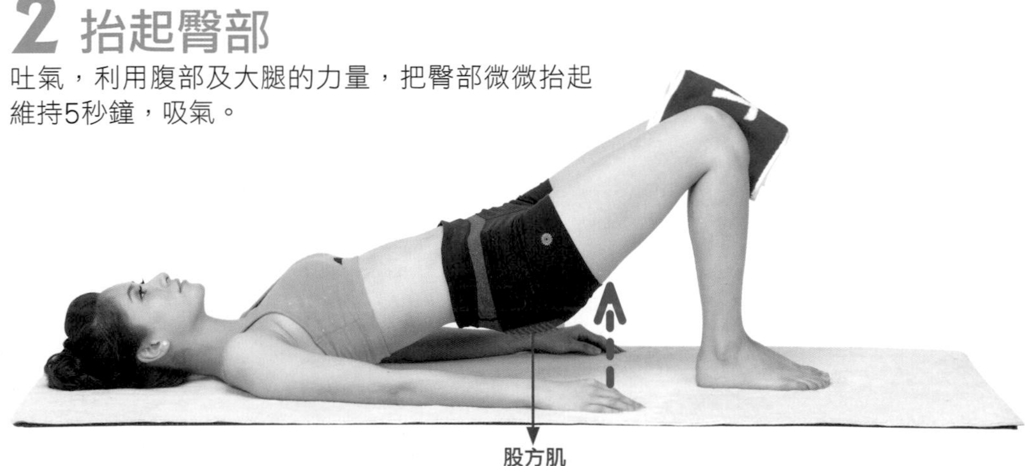

3 腰臀抬起

慢慢吐氣，腳跟踩地，從胸部以下位置抬起腰和臀，吸氣維持5秒。

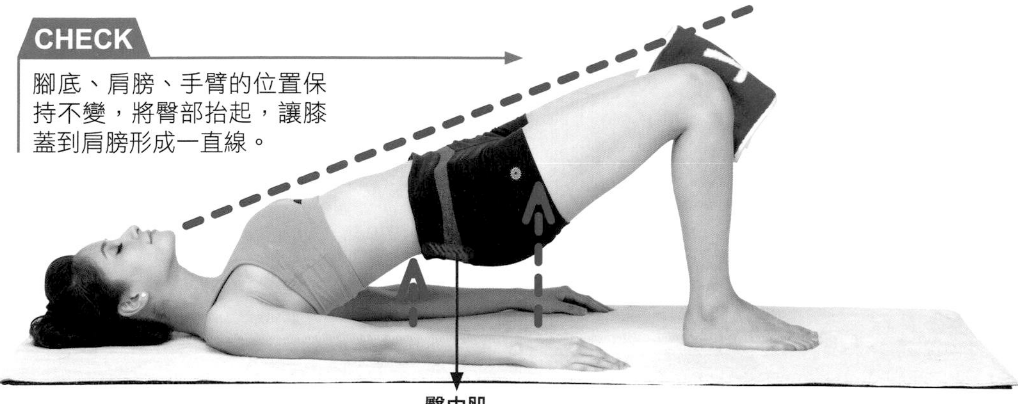

4 腳尖墊起

慢慢吐氣，保持步驟3的姿勢，兩腳尖墊起，接著腳跟稍微放下，但不要讓腳跟碰到地板，反覆進行20次，再重複步驟1～4，每回做10次。

半腱肌

腰方肌

POINT 提醒

胸部不可往上抬

腰部和背部不能抬得太高，否則會導致腰背向後彎曲。這個訓練不僅可以雕塑臀部，同時可以訓練到腳踝，讓腳脖子更加纖細，是美腿的必要條件！

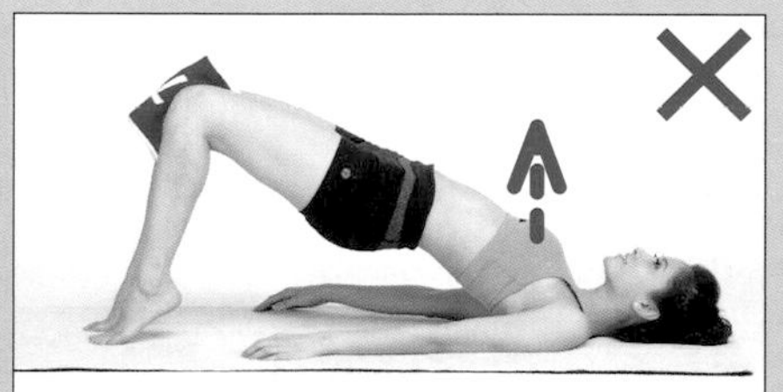

美腿雕塑 8

半蹲伸曲

功效：緊實大腿前側肌、膝蓋贅肉

建議次數	強健肌肉	做10分鐘消耗熱量
每次維持10秒 每回20次	腹直肌 內收長肌 股外側肌 半腱肌 股中間肌	36.55大卡

粉領OL和學生久坐，大腿肌肉很少用，容易鬆弛看起來胖胖的，不夠緊實；或是有運動員般壯腿者，都可透過拉伸大腿前側肌肉，讓大腿線條變得緊實纖細。

1 向前伸直

雙腳打開與肩同寬，雙手打開與肩同寬握住毛巾兩端，雙手往上抬到肩膀的高度，往前伸展。

CHECK
進行運動時，維持手臂與地面平行。

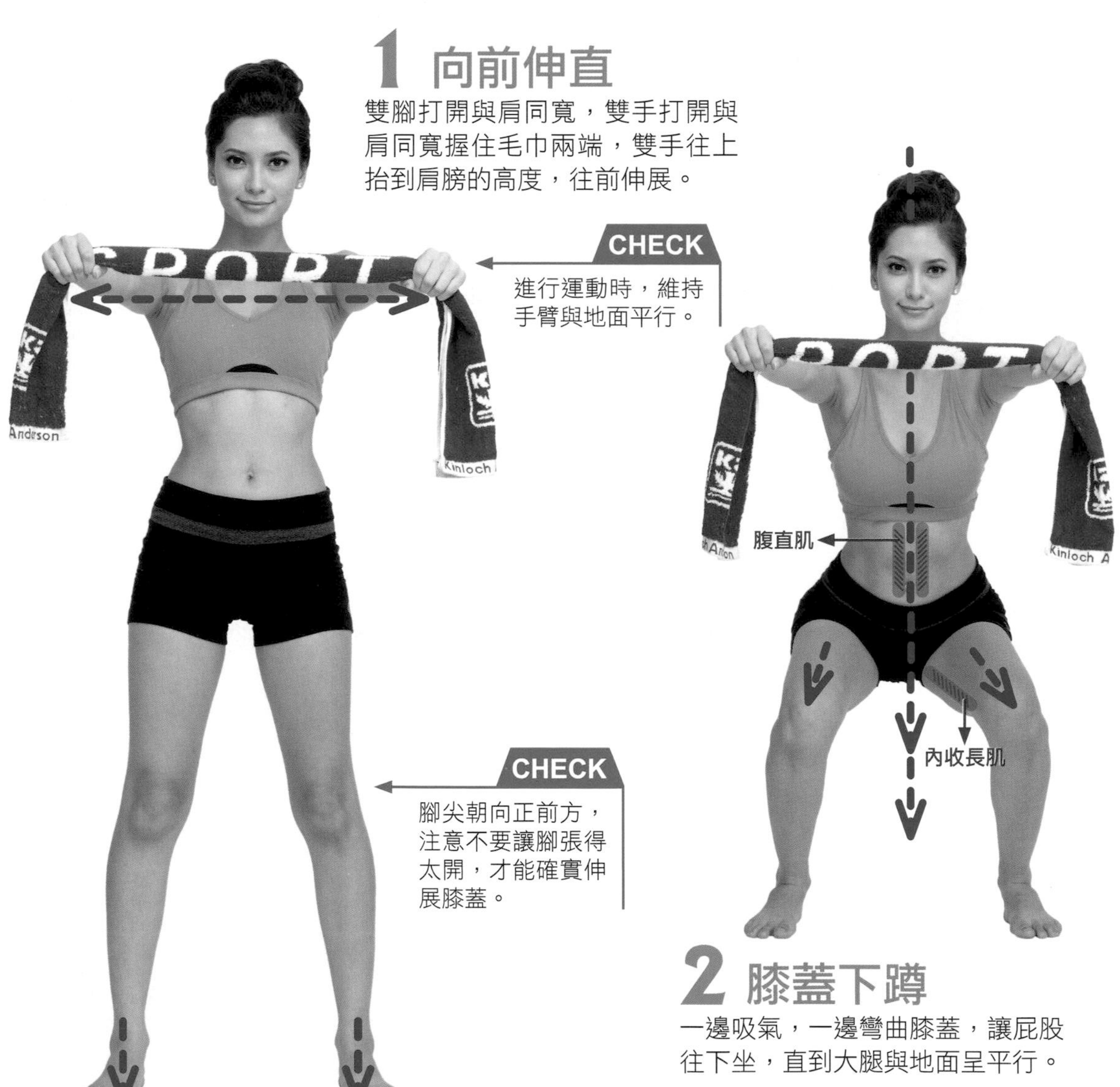

CHECK
腳尖朝向正前方，注意不要讓腳張得太開，才能確實伸展膝蓋。

2 膝蓋下蹲

一邊吸氣，一邊彎曲膝蓋，讓屁股往下坐，直到大腿與地面呈平行。

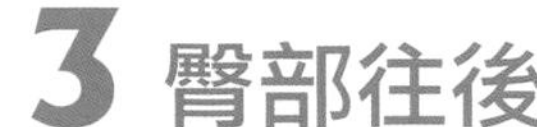

3 臀部往後

慢慢吐氣，臀後往後推，手臂向前伸直，並與地面平行，維持這個姿勢10秒鐘。動作重複20次。

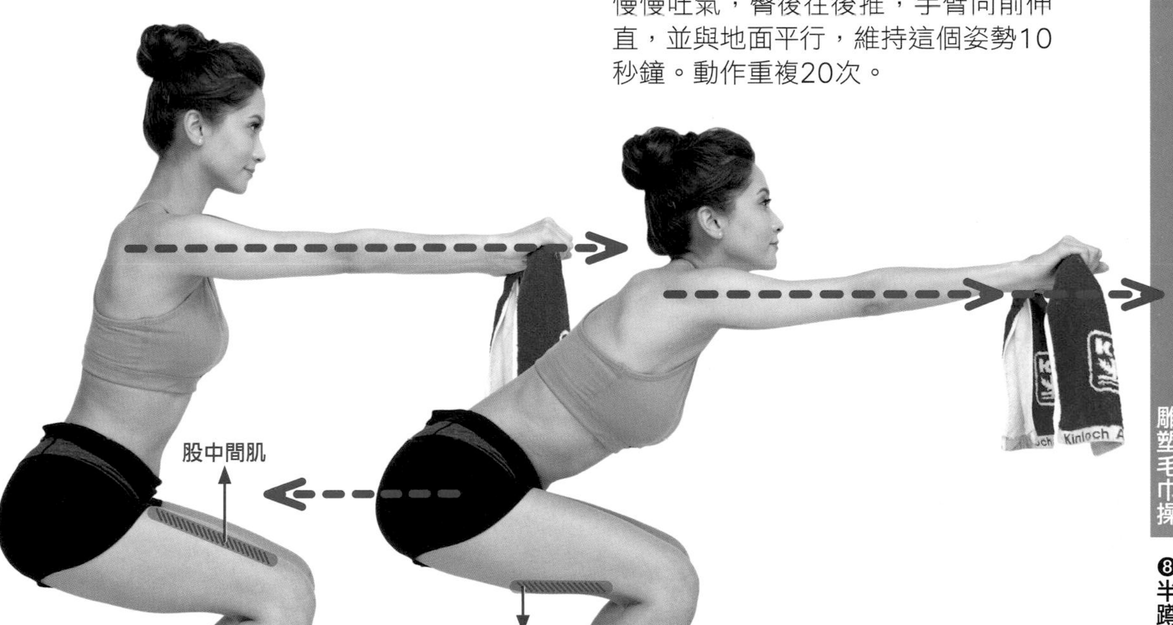

POINT 提醒

不可駝背

下蹲時如果膝蓋比上身往前凸出，或是駝背都是不正確的，這樣會導致腿部會沒有感覺，而手臂也無法和地板維持平行。

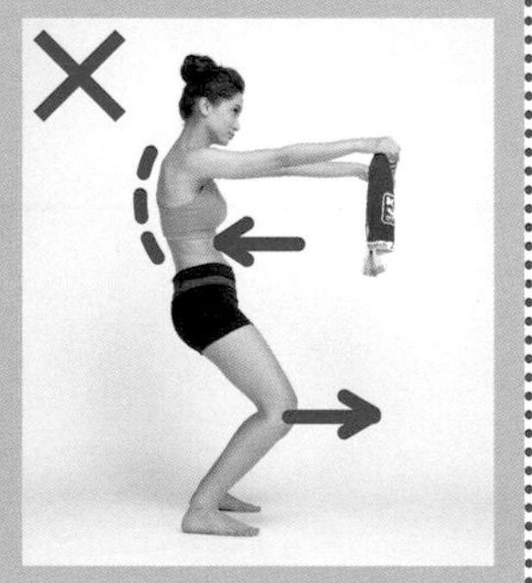

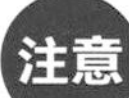

更往下的蹲姿可先稍微站起，在膝蓋快要起身時，再彎曲膝蓋往下蹲。記得腹部和臀部都要同時用力維持姿勢。

美腿雕塑 ⑨

勾腳伸手

功效：流線型大腿、側腰、脊椎

建議次數	強健肌肉	做10分鐘消耗熱量
每次維持5秒 左右各20次	豎脊肌 腹內斜肌 股外側肌 半腱肌 股二頭肌	41大卡

這是屬於全身性伸展動作，特別加強側腰到大腿的延展，強化大腿肌力和脊椎、穩定骨盆，可以有效矯正不直的腿型，不用擔心胖腿、O型腿、X型腿等問題。

1 站併勾一腳

雙腳併攏，毛巾先繞到一腳腳踝勾住。

2 往後勾住

單手從身後握住毛巾兩端，把勾住的腳往後提向臀部，全身挺直，另一隻手可自然向上伸直，保持平衡。

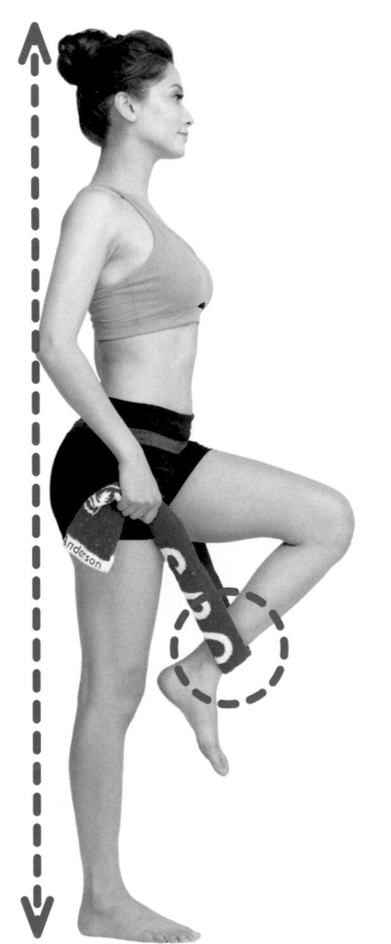

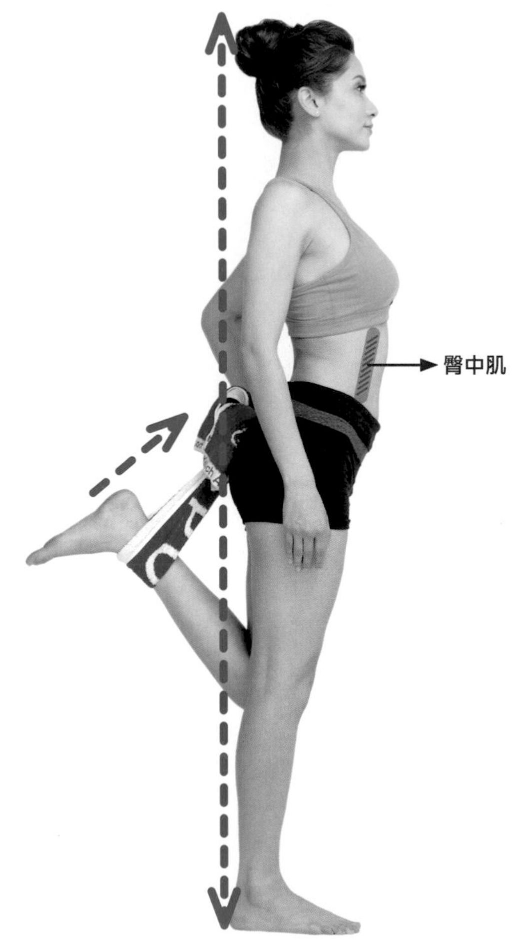

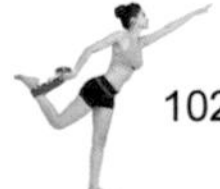

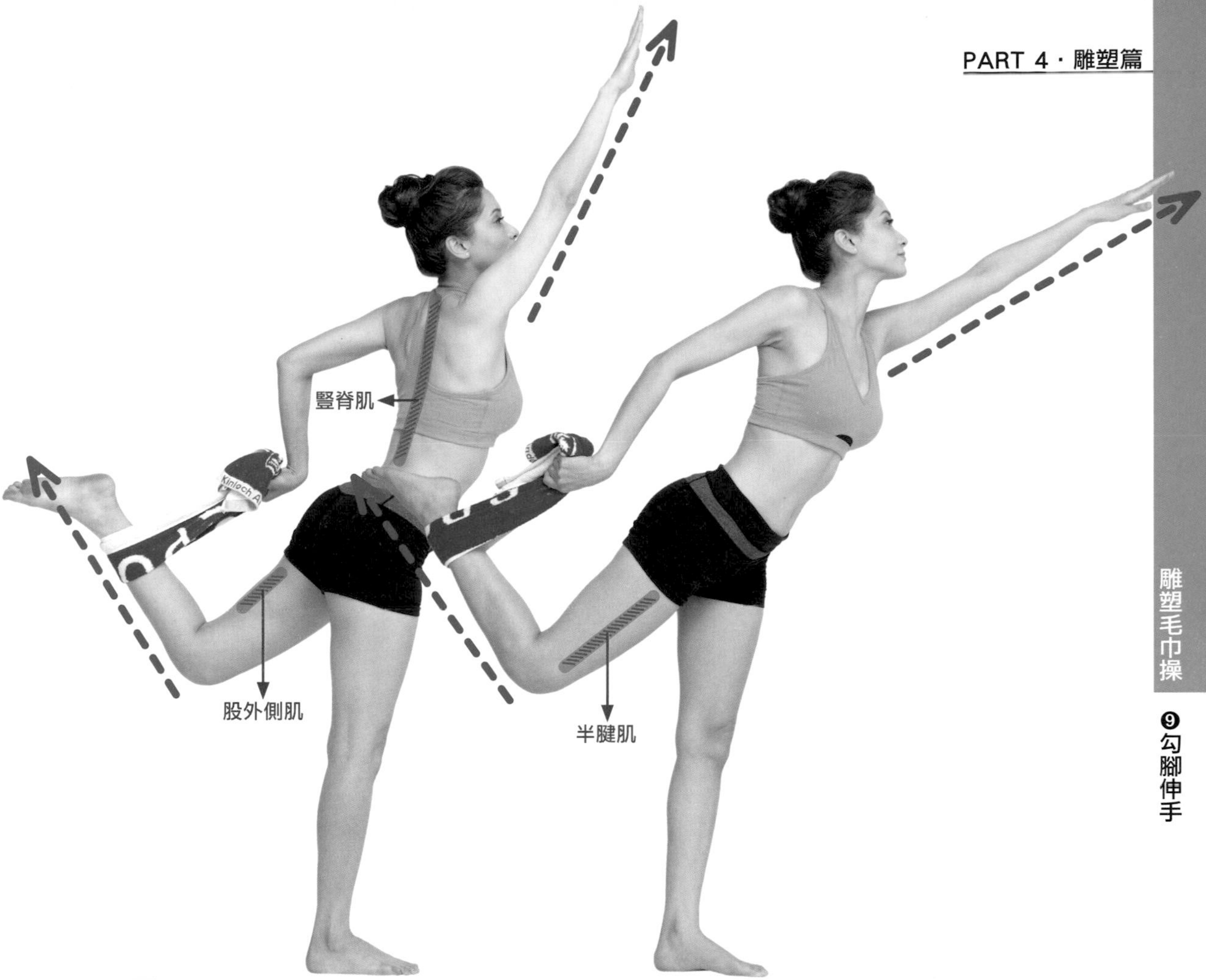

豎脊肌
股外側肌
半腱肌

3 大腿後延伸

慢慢吐氣，大腿往後延伸，上身慢慢往前、往下延長，手的位置來到胸前延伸，維持這個姿勢5秒鐘，換腳練習。動作左右重複20次。

POINT 提醒

膝蓋不可彎曲

膝蓋向前彎曲，雖然可以穩定姿勢，但是對於膝蓋有很大的壓力，因此要特別小心。

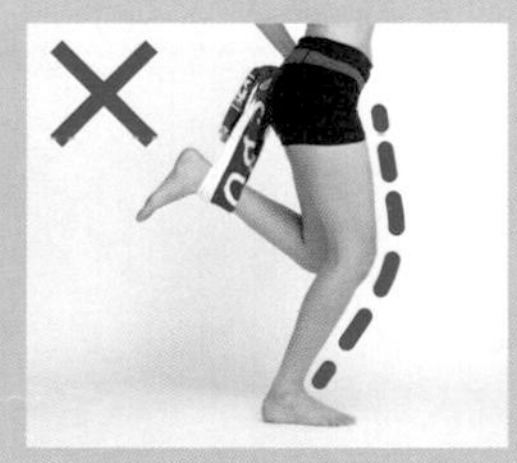

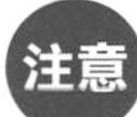

此動作需具平衡感，當你試圖增加動作強度時，必須先穩定動作，千萬不要求快而做錯動作或跌倒造成受傷。

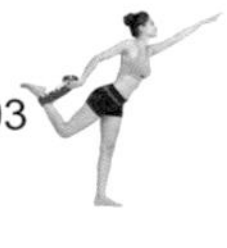

高舉下蹲

DVD示範

功效：緊實大腿內側，修長小腿

建議次數	強健肌肉	做10分鐘消耗熱量
每次維持 10秒 左右各 20次	股直肌 股二頭肌 半腱肌 恥骨肌 內收長肌	46.33 大卡

走路時大腿內側會碰在一起？骨架雖小，腿肉卻晃得厲害？雙腿是決定女人是否性感的最大面積，此動作可以雕塑大腿內側的弧線，同時提高膝蓋的位置，讓大、小腿都拉長視覺比例。

1 站立預備

站立雙腳與肩同寬，雙手握住毛巾兩端預備。

2 跨步抬手

一腳向前跨步，膝蓋微彎，兩腳前後距離約肩寬2倍，後腳腳跟墊起，雙手平抬預備。

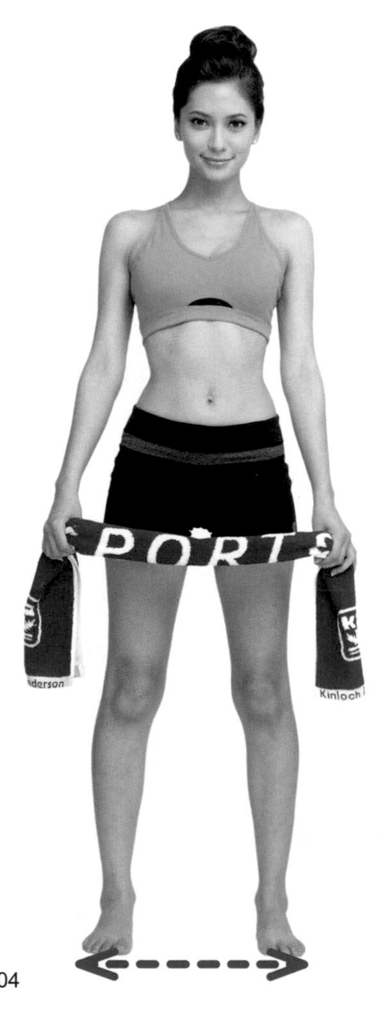

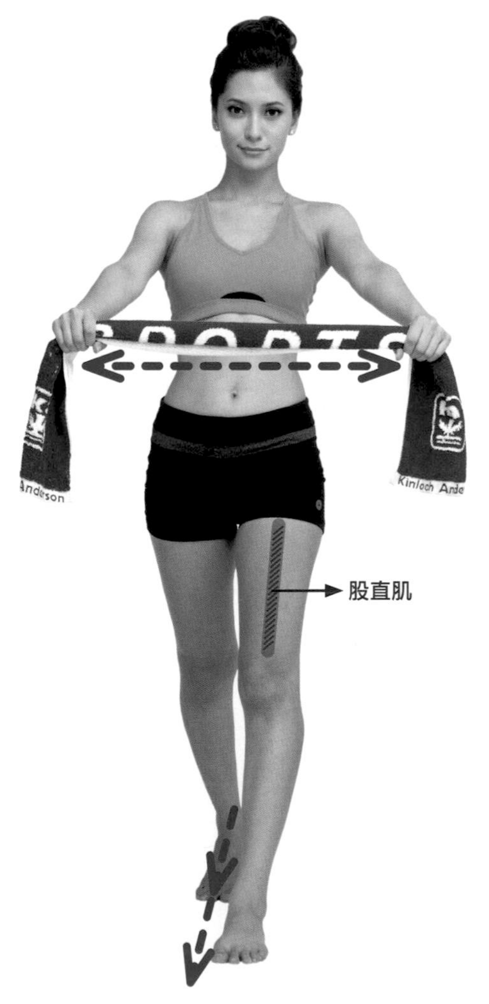

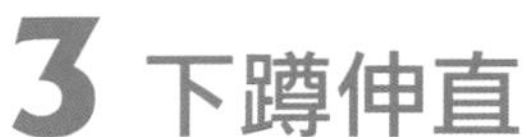

3 下蹲伸直

慢慢吐氣，雙腳慢慢往下蹲，使前腳的大腿與地面平行，雙手往上伸直超過頭頂。保持呼吸維持10秒。換腳，左右各重複20次。

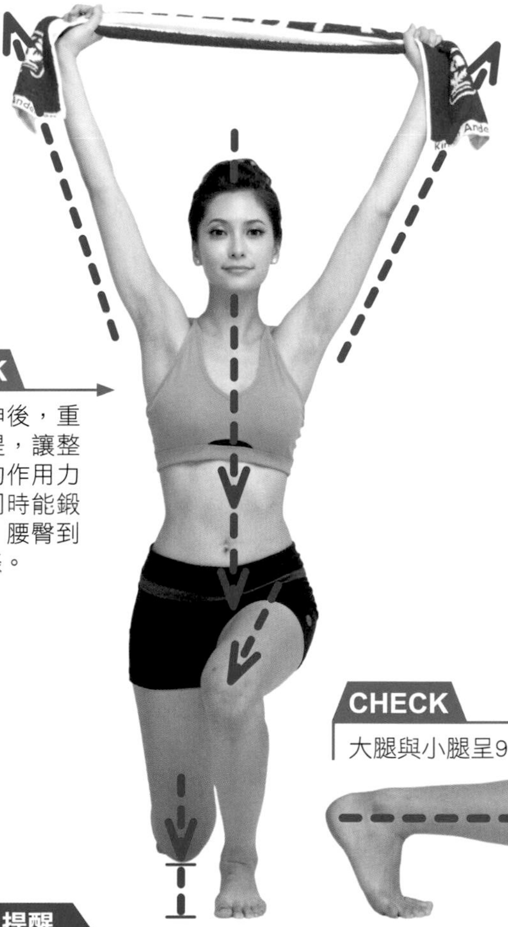

CHECK

手往上伸後，重心往上提，讓整體動作的作用力增加。同時能鍛練手臂、腰臀到大腿線條。

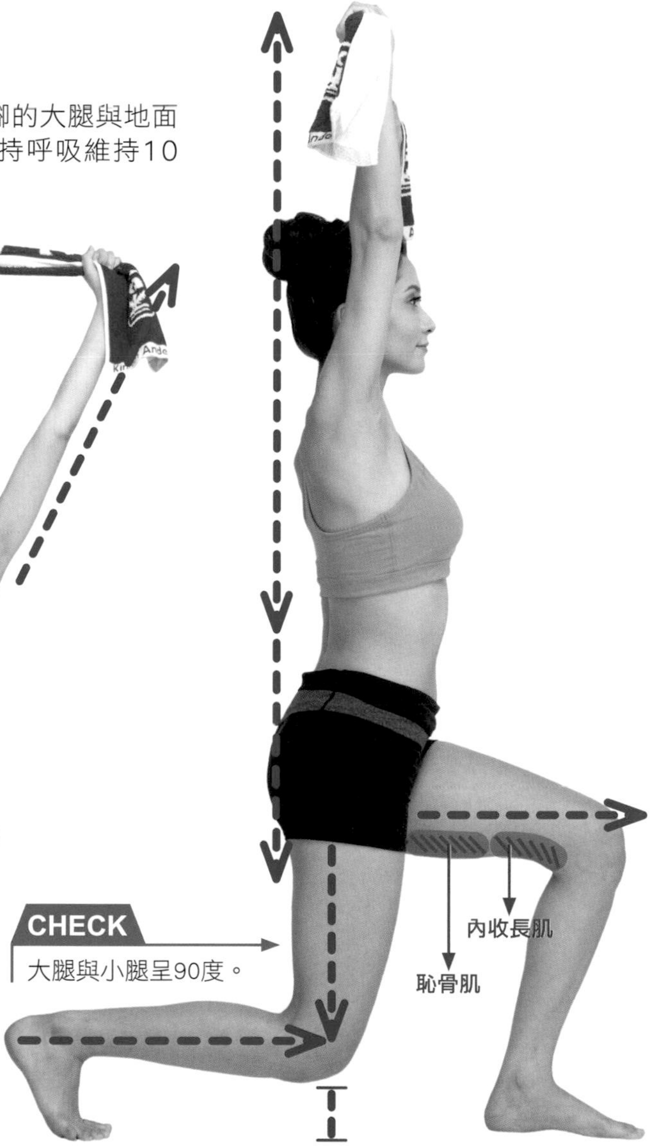

CHECK

大腿與小腿呈90度。

內收長肌

恥骨肌

POINT 提醒

膝蓋不可碰地

在下蹲時，要避免讓膝蓋碰地，這樣就失去腿部出力的功效。

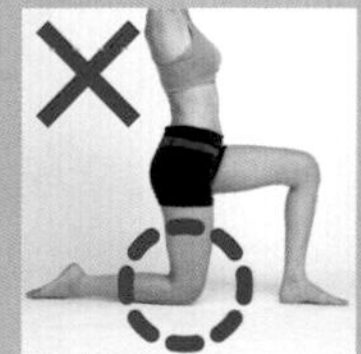

後腳應該彎曲

後腳彎曲可以輔助讓半蹲時，動作更加穩定。後腳伸直的話，前腳會無法彎曲下蹲。

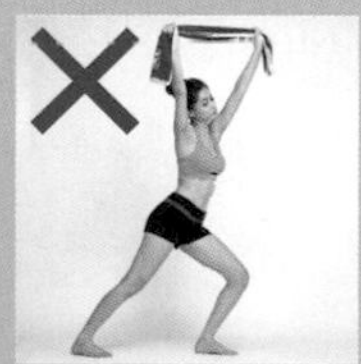

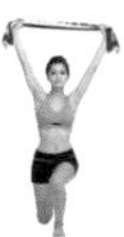

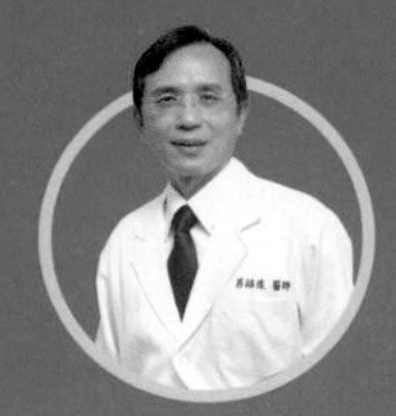

呂醫師門診常見Q&A——

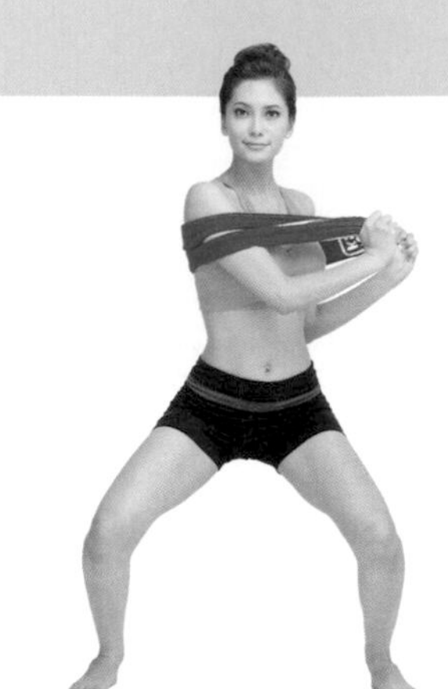

1 Q: 我用很多方法從88減到62公斤，但肚皮和屁股變很鬆，要如何緊實？

A: 通常這種情形，大多是利用強度節食或吃減肥藥減重的，因為脂肪的密度鬆、體積大，之前胖時皮膚需要拉撐開來包覆它，而減脂後體積變小了，已經失去彈性的皮膚就會鬆垮，或容易在腰臀腿出現所謂「肥胖紋」。

要避免、改變鬆皮和肥胖紋，需要把飲食控制和運動結合進行，可以多做局部雕塑毛巾操，例如針對腰腹線條的P92上身轉腰、P94扭轉抬腿，有助於收緊鬆弛問題。

2 Q: 剛生完小孩後肚皮鬆垮垮的，做「雕塑毛巾操」也有效嗎？

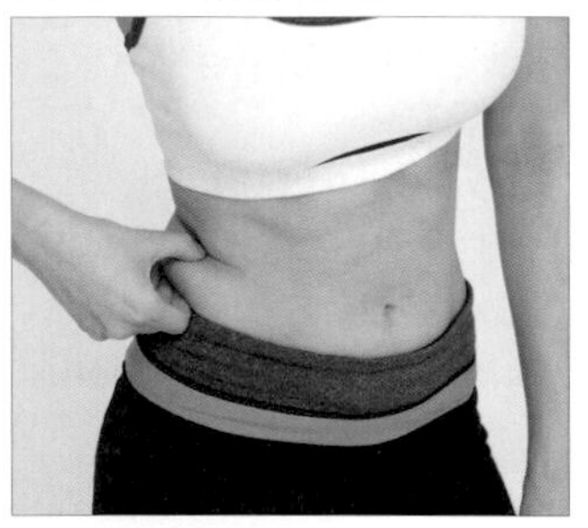

A: 產後婦女常有三大困擾：①肚皮被撐大失去彈性，產後鬆弛的皮不易收縮復原；②真皮層的彈性纖維、膠原纖維被撐大拉傷而出現妊娠紋；③腹壁的肌肉筋膜層被撐大後變薄、變寬，失去力量，腹壁變得鬆垮無彈性。

要解決這些困擾，讓腹部重回青春緊實，**可以多做纖實腰部的毛巾操（P92～95、P60～63），從最外層肌肉群腹直肌 → 腹斜肌 → 腹橫肌開始鍛鍊，逐漸增加強度，讓核心肌群穩定，成為天然的塑身衣。**

3 Q: 已經有妊娠紋的人妻，可以做毛巾操改善嗎？

A: 妊娠紋形成的原因，是由於孕婦攝食的養份轉化為脂肪囤積在皮下組織，而隨著懷孕子宮和腹部逐漸膨脹，此時表皮、真皮這兩層組織能夠配合延展的速度，而皮下組織就無法跟得上腹部膨大的速度，以至於皮下組織所含的膠原蛋白纖維、彈性纖維經不起擴張而斷裂，整體表現就是形成明顯的線狀、凹陷、褐色的妊娠紋。

媽媽們可以多按摩、做毛巾伸展運動來改善妊娠紋。按摩針對堆積脂肪的部位：下腹部、整個腹部、臀部下側、腰臀、大腿內外測、乳房、腋下等，柔順地反覆搓揉、輕推、輕捏，以增加皮膚肌肉的彈性和血流的暢通。再搭配做強化肌力的毛巾操增加肌肉彈性，讓鬆弛的肌肉群緊實，暗沉的妊娠紋會逐漸變淡變小。

Q: 做毛巾操塑身時，要注意什麼才不會練出錯誤的肌肉？

A: 最近有讀者來診所找我，因為自己在家做毛巾操時動作錯誤，擔心肩膀曲扭或肌肉的形狀不順。我教做毛巾操的第一個提醒，就是無論單純伸展拉筋、搭配腹式呼吸、瘦身或雕塑線條，都要注意保持正確的姿勢，讓肌肉在正確的方向移動和正確的成長。針對局部運動的操式，書中我特別圈出**要把意識放在鍛鍊的部位，並且畫出用力的方向，請大家特別注意動作的正確性。**

Q: 我想練身材線條，但不想變金剛芭比，怎麼注意做操強度？

A: **①提高熱量消耗：**初步先做燃脂毛巾操（P52～79），專心做操可以讓你每分鐘消耗10大卡熱量，30分鐘消耗300大卡熱量，剛開始每週3次、每次30分鐘。毛巾操類的有氧運動，消耗的是碳水化合物和脂肪的混合物，前者來自血液中的葡萄糖、體內的葡萄糖儲備，後者則是你的體脂肪。研究證明，做有氧運動20分鐘起，身體開始燃燒更多的脂肪能量。

②逐漸延長做操時間：按步增加鍛鍊的時間和強度，才能準確練出想要的線條身形。例如雕塑毛巾操（P84～105）初期每週做3次、每次30分鐘；爾後耐力增長，可調整為45分鐘、30分鐘、30分鐘；過一陣子再增為45分鐘、45分鐘、30分鐘；最後是三次都做到45分鐘，練到滿意的線條就維持模式。

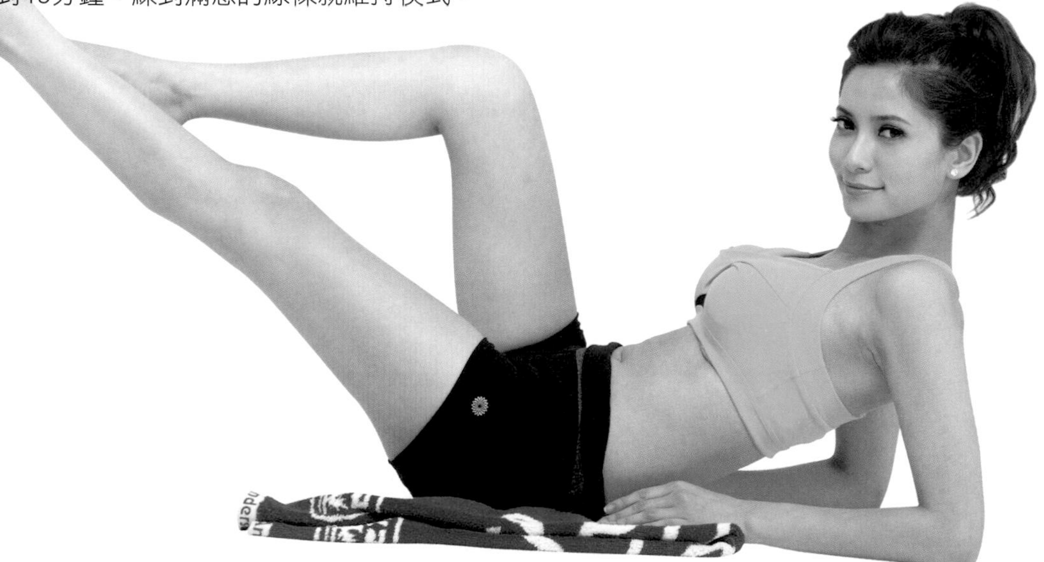

PLUS!
問答篇

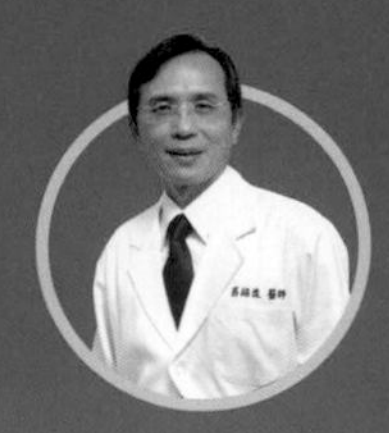
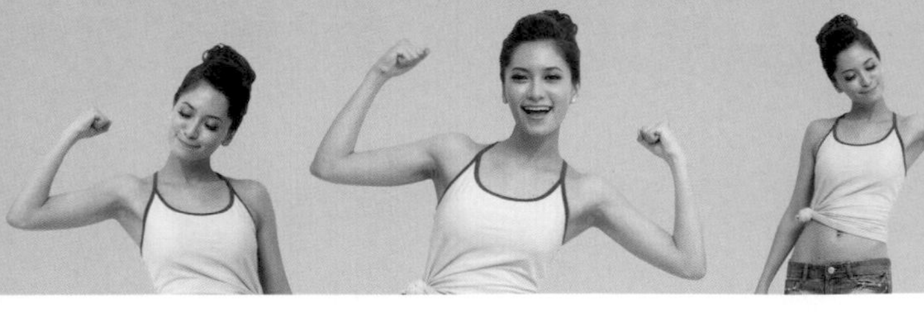

6

Q: 很想有Jolin、瑪丹娜那樣有手臂肌肉，做毛巾操可以嗎？

A: 如果你現在的肌肉形狀不明顯，很可能是皮下脂肪太厚，**可以用姆指和食指掐起手臂的肌膚厚度，看有沒有大於1公分；就像一位曲線玲瓏的女人裹著厚棉被一樣，會顯現不出效果。**要先讓肌膚表層變薄，才能顯出肌理線條。想減掉手臂表層的脂肪，可多做P75背後拉手操、P76緊實上臂肌，逐漸加強拉伸停留的時間和次數，就能練出心儀的線條。

7

Q: 我不是很開心被說是「紙片人」，怎樣能變成S曲線？

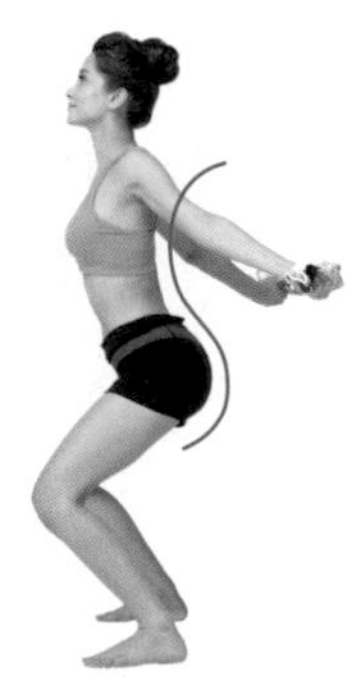

A: 我這本書設計的「燃脂＋雕塑毛巾操」，不僅是幫助需要減重的人，也是針對女性想把單薄身材練成性感S曲線來設計動作。不過「紙片人」顯然已經過瘦，不能再減重危害健康，你需要補充適當的養份和增加肌肉，選做能增強肌力和雕塑曲線的操式。

首先你要多攝取含優質蛋白質的食物，例如蛋、奶、肉、魚、大豆類（詳見P117），增加身體肌肉的組成成份，配合「雕塑毛巾操」，**特別加強挺胸、翹臀的操式（P86～91、P96～99），讓脂肪移位到你想要增加的位置。**

8

Q: 很久沒有練到大腿的肌肉，我擔心沒常用的肌肉會變成脂肪？

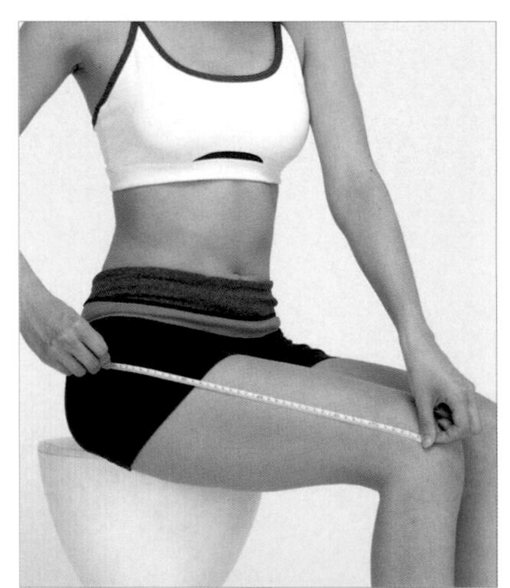

A: 肌肉和脂肪是完全不同的身體組織，肌肉並不會轉變為脂肪。**而肌肉如果不常使用或鍛練，原先很發達的肌肉組織會漸慚萎縮變小，**此時吃進肚的熱量大大超過了消耗的熱量，多餘的都跑到脂肪裡儲存起來。一開始，肌肉和脂肪互為消長，體重能維持不變，但隨著「肥肉」越來越多，體重也就逐漸上升。

保持肌肉機能對燃脂代謝、挺立體態、鞏固內臟運作都很重要；攝食足夠的蛋白質、規律運動，以保持肌肉與脂肪之間的平衡，是必須持之以恆的習慣。

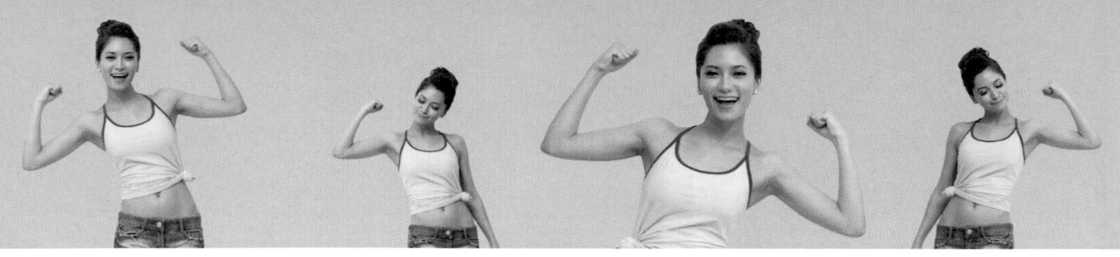

Q: 我這個月做操瘦了2公斤，可是看起來還是胖胖的？

A: 運動對體重管理是不可或缺的。運動量大會造成體內熱量不足，即使不節食，單靠運動初步平均可以減2～3公斤，依據運動種類、強度、時間會有不同。研究又發現，單靠運動的減重量，並未多於飲食控制者，但減去的「體脂肪」有明顯的增加。 9

體重減輕不代表體脂肪減少，過多的體脂肪會讓身形看起來浮鬆；而體脂肪減少也不代表體重減輕，因為剛開始運動時，體能運動會增加肌肉，此時體重不易改變，因為瘦肉組織（蛋白質）比脂肪的密度高；但體脂肪減少，體型就會顯得纖實。**一般需2個月以上的足量運動，才會增加肌肉而減少體脂肪，並且降低體重。**

Q: 每次做操運動完都好想吃東西……會變胖吧？

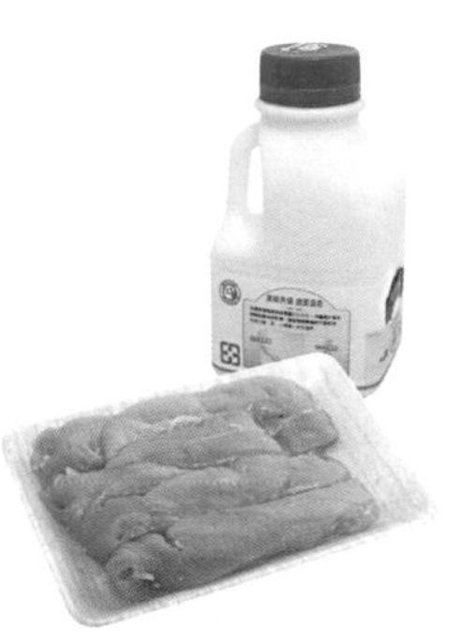

A: 運動會消耗體能，運動後身體自然需要補充能量，這個時候吃點東西，身體會很開心，並不會囤積；但是**如果你不吃，身體已經很累了，卻得不到能量，身體就會進入一種「飢餓模式」！飢餓模式一旦啟動，就會傾向於囤積脂肪！** 10

運動後的吃法，關鍵在於應該要吃些什麼東西，建議大家在運動後1小時多補充蛋白質，如魚、肉、蛋、豆漿等（詳見P117），增加肌肉強度，並加速消耗脂肪。

Q: 在冷氣房做毛巾操健身，感覺不太流汗，這樣有效嗎？

A: 流汗和身體散熱有關係。依常溫和冷環境運動時的生理反應比較，**常溫裡游離脂肪酸的使用會逐漸增加，冷環境裡游離脂肪酸的使用會少於常溫；**心跳率常溫裡會隨負荷增加而增加，冷環境裡會低於或同於常溫。很多人天熱時喜歡一邊吹冷氣才要運動健身，心跳偏低很少超過每分鐘120下，燃脂的效果也比較差。 11

Q: 我很少有時間做毛巾操，考慮買塑身衣來塑腰……

A: 市售塑身衣品質良莠不齊，價格也從幾百元到幾萬元不等，甚至有業者謊稱自家產品有「減肥」、「改善健康」、「治療疾病」的功效，結果消費者換來破財失望、肌膚紅疹、彈性疲乏，甚至血流缺氧、腹壓便秘、胃食道逆流等身心創傷。

事實上，「塑身衣」並不是「瘦身衣」，頂多是提醒你少吃一點、坐挺一點；**穿塑身衣有助於改善日常姿勢，但不需要穿太緊，只要一點束力即可，也不宜穿整天或穿著睡覺，每次約6～8小時為限，飯後2小時內也不宜穿，**千萬不要造成身體的負擔。想青春保健和擁有好身材，用一條毛巾做操不是便宜多了！ 12

PART 5 飲食篇

用腦吃出健美，享瘦迷死人的S曲線！

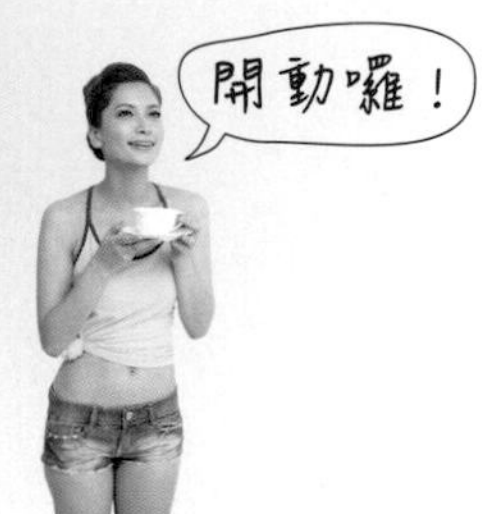

10大黃金法則＋16種塑身食材＋15組低卡套餐
輕鬆掌握正確飲食法，吃飽又享瘦！

112 **不是少吃就能瘦，塑身飲食10法則**

115 **少吃難？那多吃4類養瘦食物 ——**
燃脂代謝 生食酵素 排水消腫 優質蛋白質 16種食物開心吃法
低卡均衡！ 三餐1200大卡・一週塑身菜單

120 **專屬女性的「運動＋飲食平衡術」——28天經期塑身法**

106 ***PLUS！*問答篇** 呂醫師門診常見Q&A ——
瘦不了的原因？這樣聰明吃・健康瘦！

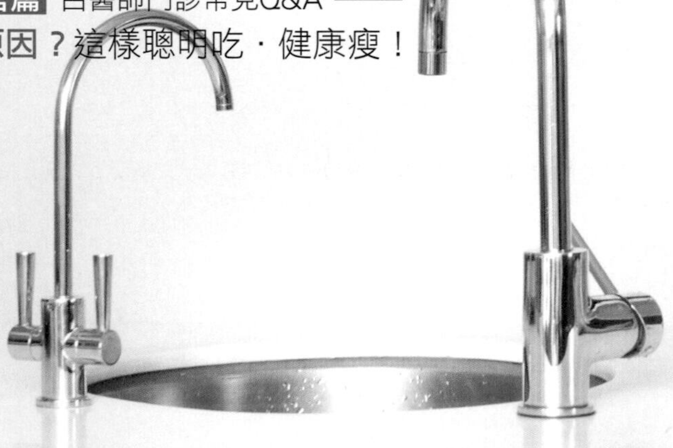

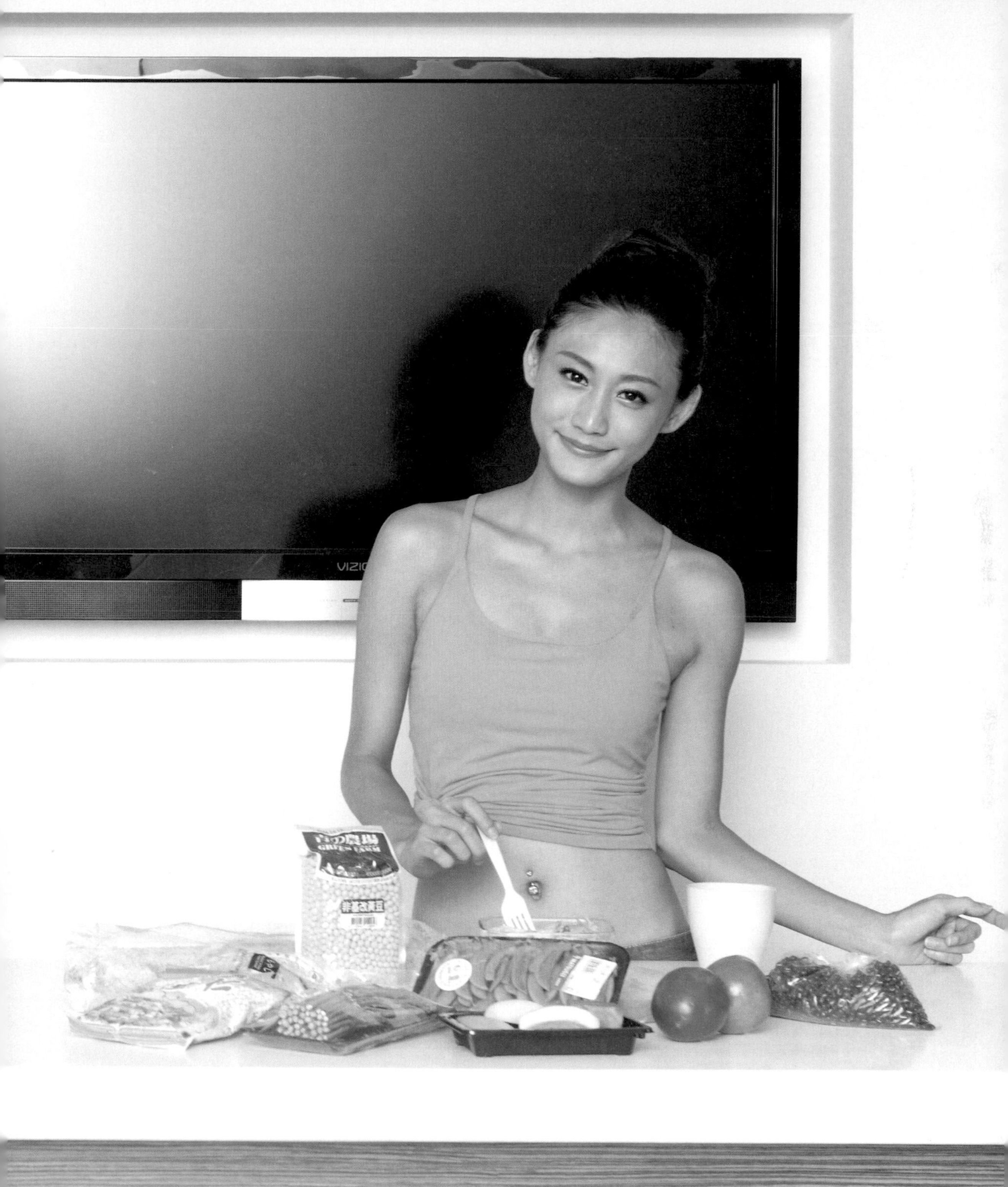
非基改黃豆

不是少吃就能瘦，掌握正確飲食觀念！

享瘦吧！塑身飲食10法則

法則 1

以不餓肚子為原則，「定時定量」勝過「少量多餐」。

減重和維持纖瘦，最要避免「飢餓」而破功。避免太容易肚子餓，飲食要定時定量，一日3～5餐都可以，**原則是：一日總熱量控制在1000～1200大卡；第一餐為最大餐，末餐為最小餐；選擇「好的碳水化合物」（粗製、高纖維量主食），且要改變消費習慣，不買過量、重口味刺激飢餓感的食物。**而一般說「少量多餐」，容易吃得太隨性而過量；整天老是在吃東西，也會使消化系統沒有足夠的休息時間。

此外，飢餓感通常是低血糖引發，這時如果吃「壞的碳水化合物」（精製、低纖維主食、甜點、含糖飲料等）會使血糖急升，刺激胰島素分泌，一分泌過多又使血糖降很低，讓人覺得更餓而大吃。

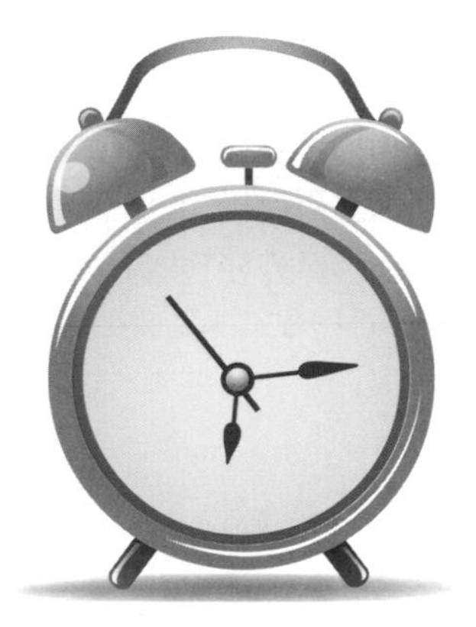

法則 2

一日總熱量1200大卡最佳，攝取熱量越低未必越瘦。

成人女性一日攝取總熱量約1500大卡，需減重者可調整到1200大卡，BMI（身體質量指數）超過27者，如果身體適應可降到1000大卡。**攝取量再低，並不表示減重效果會越好**，假如觸發身體保護機制或造成新陳代謝降低，那減重效果會停滯，還會危害健康。

每日熱量來源建議：澱粉400～500大卡、蛋白質300大卡、油脂100大卡，其它都由蔬菜水果補上。

油脂100大卡
蔬果200～300大卡
蛋白質300大卡
澱粉400～500大卡

女性1日攝食1200大卡

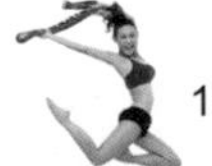

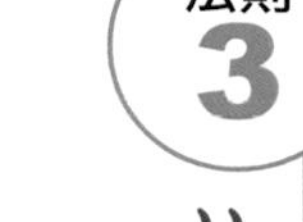

餐餐八分飽，每天自然少吃進500大卡。

法則 3

澳大利亞研究發現，人體常保持兩分飢餓，壽命可以增長20～30%；以國人平均壽命70～80年來看，有可能可多活10幾年。

吃飯只吃八分飽，是許多長壽者的養生秘方；**而減重塑身者採取「八分飽」的自我意識，實際上比計算卡路里更方便也有效。**選擇有營養的食物吃到八分飽，不僅不會受飢餓之苦，一段時日後食量自然遞減，甚至可以達到一天少吃約500大卡的熱量！

不必刻意不吃某類食物，澱粉無罪！

法則 4

高達9成的女性都有減重的經驗，超過3成的受訪者曾吃減肥食品，或是怕胖不吃「澱粉」。其實澱粉是提供身體能量的第一線燃料，除非攝取過量，否則不容易變成脂肪。**適量攝取澱粉，有助於燃燒脂肪，也可以抑制食慾**；若完全不吃澱粉，減重期間反而容易餓，吃進過多別的熱量而發胖。

若不愛吃白米飯，可以選擇糙米、燕麥、薏仁、玉米等多穀食材混合，不但熱量低，且富含纖維，能有效控制體重、防治便秘。

有的可增、有的可減，但6類均衡一個都不能少。

法則 5

人體每日必需攝取6大類食物，**依健康的進食順序為：五穀澱粉類、蔬菜類、水果類、魚肉豆蛋類、奶類、油脂類。**

針對熱量消耗、脂肪儲存、身體傷害等，多種食物相互影響的作用力，絕對好過偏食單類食物者，應該均衡攝取，但比例要有所增減：

應該減量：少油、少鹽、少糖。

穩定攝取：澱粉（飯、麵、冬粉、麵包）、蛋白質（肉、豆腐、蛋）。

應該增加：膳食纖維（蔬菜、水果）。

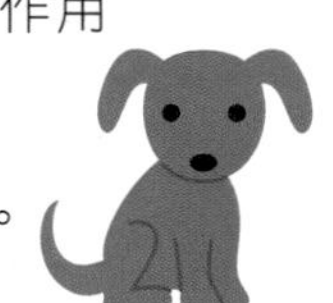

選擇高纖、優質蛋白質有飽足感不怕餓。

法則 6

減重者最怕餓，餓了怕亂吃，所以**要選擇易飽制量、優質養份的食物。**尤其，纖維質熱量低，又有飽足感，像綠色蔬菜、蒟蒻等；蛋白質像雞胸肉、大豆類，熱量和澱粉一樣都是1公克＝4大卡，但是更有飽足感（脂肪1公克＝9大卡）。

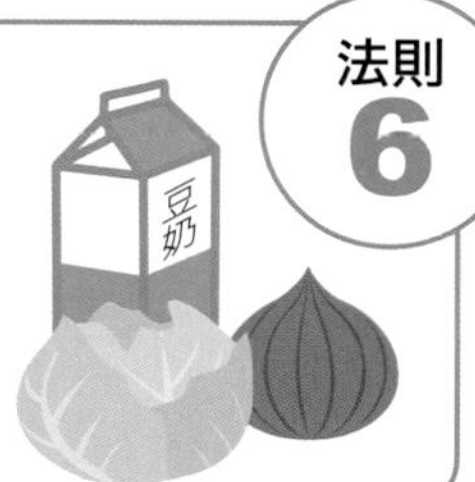

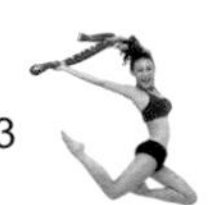

炸物、零食、甜點、精米…避免吃「升糖食物」。

法則 7

根據食物的成份、調味、煮法，有些吃下肚會引起血糖升高，升糖指數GI值高於60者，像油炸類、零食、甜點、精製米等，都是「升糖食物」。吃下這些造成血糖超標時，多餘的血糖會轉化為脂肪；血糖一旦不正常，也容易有飢餓感，腦中想的盡是「吃」，要説想控制體重，這該如何成功啊！

每口食物咀嚼40次，減少攝取熱量12%。

法則 8

《美國臨床營養期刊》最新研究發現，進食時口中食物多嚼幾次，可刺激腦內分泌控制和壓抑食慾的荷爾蒙，減少熱量攝取。**咀嚼次數從15次提高為40次時，平均可減少約12%熱量攝取。**而細嚼慢嚥者進食後，血糖比狼吞虎嚥者上升更快，人便會有飽足感，自然吃得比狼吞虎嚥者少。

世上有些地區人們，明明吃得很多，而且很油，但卻不胖，特別在地中海地區。因為他們吃的都是自然的「真食物」，保有「粗食」型態，要慢慢切嚼來吃。再來，他們不流行「便當」，都是一樣一樣來，所以吃多少自己很有意識。

專心吃，別一心多用，感受身心的飽足感。

法則 9

大腦很直，如果我們吃飯時，**眼睛一邊看電視、電腦、書報，或是擋風玻璃，大腦就不容易接收到「正在吃東西」的訊息**，對「吃多少、好吃嗎？飽了沒？」的意識都會忽略。用餐時要專心，大腦才能夠加速感受到「身心的飽足感」。

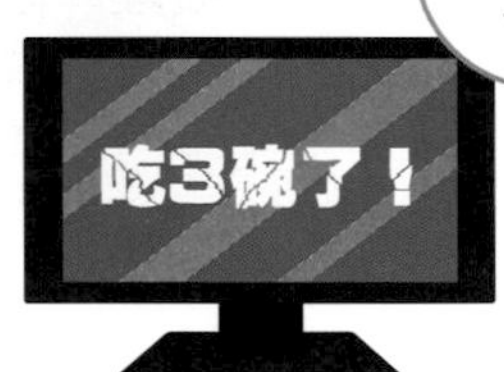

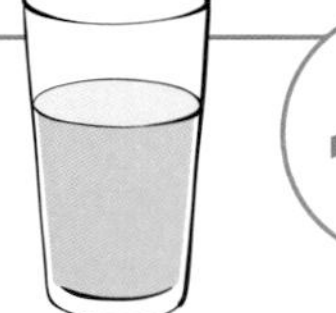

飯前喝湯、喝杯水，改變用餐小習慣。

法則 10

用餐時，最愛的雞腿、魚排要留到最後吃？即使吃飽了，最後還是習慣喝碗湯？

其實，這些錯誤的小習慣，就是讓你瘦不下來的原因！**飯後喝湯，容易吃得太撐，且會沖淡胃液、影響消化；喜歡的食物留待最後，則會悄悄地增加進食量。**想要瘦身成功，最好開始改變進食習慣，飯前先喝一小碗清湯或一杯開水墊墊底，有喜歡吃的食物就先下手別客氣，這樣無形中能夠飲食減量。

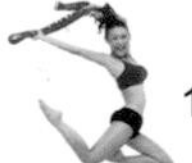

掌握燃脂・酵素・排水・蛋白質秘密

少吃難？那多吃4類養瘦食物

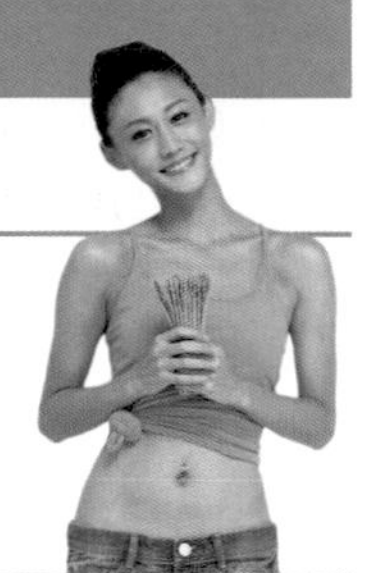

第1類 燃脂代謝 4種食物開心吃法

塑身減重的人，雖然有很多不能吃的東西，其實也有很多可以吃、應該吃的食物。例如很多天然食材本身就是低卡，又具有促進脂肪代謝排廢、活化抗老的功能，大家要多試試看！

蘆筍

低熱量減重聖品
高纖助腸道蠕動

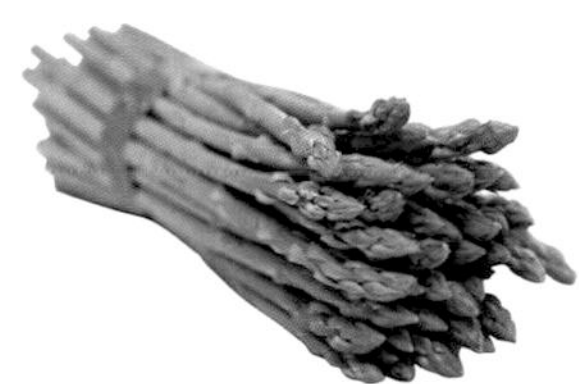

養瘦秘密 ★每100公克 → 25大卡熱量

蘆筍含澱粉、脂肪都很低，綠蘆筍富含維生素A，白蘆筍有大量水份，都是低卡、抗老、防癌食物。蘆筍的最佳吃法是簡單川燙，高纖維能促進腸道蠕動，幫助消化，防便秘，有助控制體重，並預防大腸癌。

凍豆腐

孔隙多有飽足感
有助脂肪排出

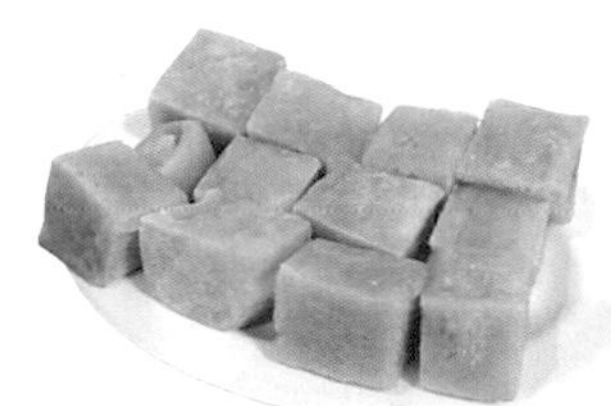

養瘦秘密 ★每100公克 → 56大卡熱量

凍豆腐孔隙多、熱量少，可以止飢降脂，且營養豐富，蛋白質、脂肪、鈣、磷等養份並沒有因為冷凍而流失。豆腐經過冷凍，會產生一種酸性物質，能破壞人體的脂肪，常吃有利於脂肪排出，有效減重。

綠豆芽

防止脂肪形成
清除膽固醇

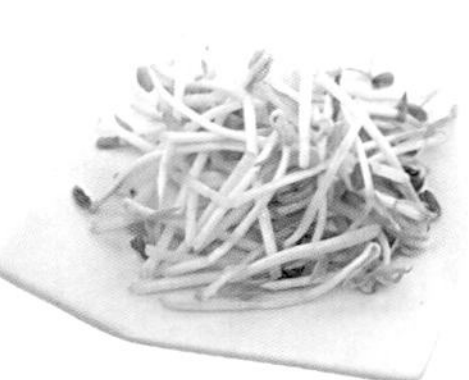

養瘦秘密 ★每100公克 → 33大卡熱量

綠豆芽富含維生素A、B2、C、纖維素，能清除血管壁中的膽固醇、脂肪的堆積，防止心血管病變，常吃綠豆芽可排毒去油、利尿除濕；愛煙酒宵夜者多吃，能清腸胃、潔牙齒。最佳煮法是洗淨後去頭尾、水煮開煮2分鐘即可。

扁豆

Hold住腹部脂肪
可溶性纖維高

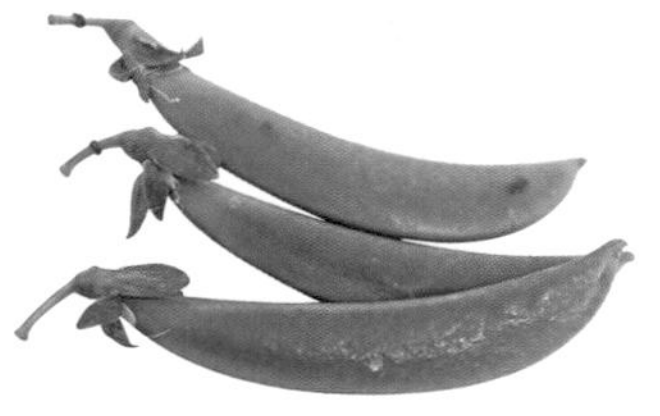

養瘦秘密 ★每100公克 → 35大卡熱量

扁豆含的蛋白質、可溶性纖維含量很高，這兩種營養物質都有穩定血糖含量的作用。多吃扁豆可以防止胰島素分泌量上升而造成脂肪增加，尤其對抑制腹部脂肪的效果明顯，是很好的平坦小腹的食物。

第2類 生食酵素 4種食物開心吃法

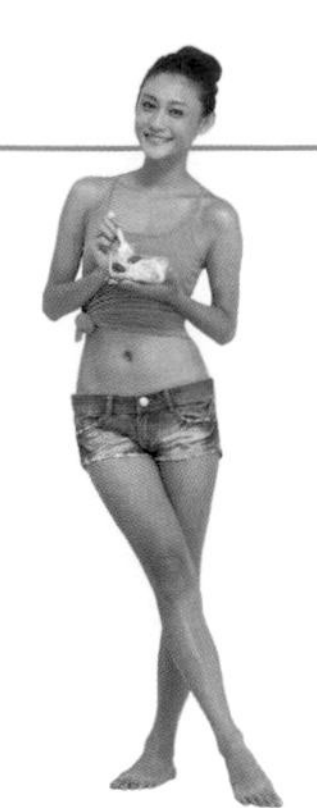

在日本大流行的「生食酵素減重法」，主要是**藉由多吃可生吃的蔬果和食材，直接獲取當中高含量的天然酵素，補充人體必需的消化酵素，進而提升代謝酵素的數量和作用。**

人體內有2種酵素，「消化酵素」幫助食物被身體吸收，「代謝酵素」則幫助燃脂。但體內這兩種酵素的數量是固定的，當消化酵素多時，代謝酵素自然會減少；而能從蔬果中攝取替代消化酵素的酵素，能提升代謝酵素的數量，讓中性脂肪不會囤積在血液中，並促進新陳代謝甩掉油脂，變身為「瘦的體質」。

鳳梨

糖份變維他命B1 酵素有助轉化

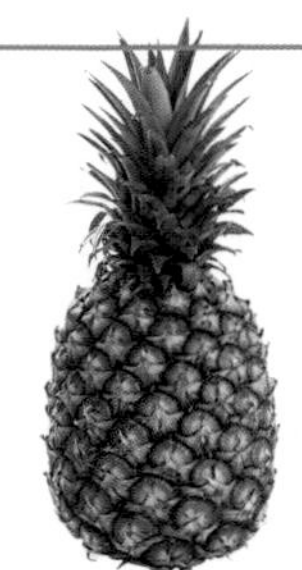

養瘦秘密 ★每100公克 → 46大卡熱量

鳳梨果肉營養豐富，含有必需、易吸收的維生素C、胡蘿蔔素、硫胺素、鈣、鐵、鎂等。富含「蛋白酶」的鳳梨其果汁、果皮和莖煮水，能幫助蛋白質的消化，也可將食物纖維和糖份轉化成能量的維他命B1。

青木瓜

助消化、改善浮腫 富含木瓜蛋白酶

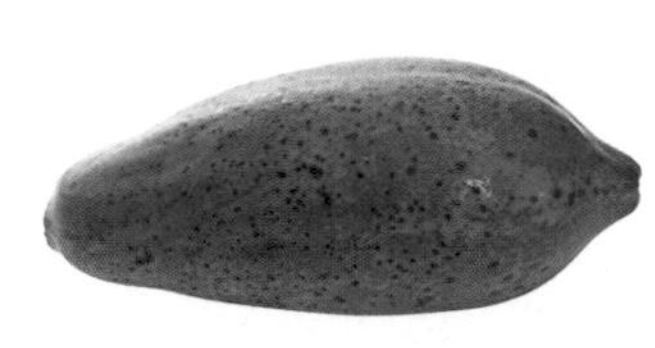

養瘦秘密 ★每100公克 → 25大卡熱量

青木瓜富含屬於油脂性的維生素A，和豐富的「木瓜蛋白酶」，可將脂肪分解為脂肪酸、消化蛋白質，有利於對食物的消化和吸收，有健脾消食之功。還有助乳腺發育，同時能防治水腫、腳氣病，改善關節問題。

泡菜

分解食物脂肪 幫助消化油膩

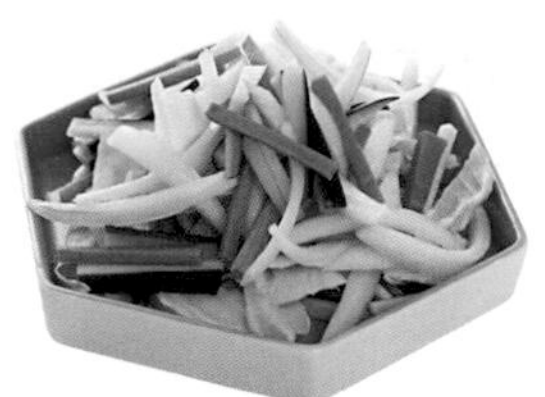

養瘦秘密 ★每100公克 → 40大卡熱量

泡菜、納豆等食品含有特別豐富的「解脂酵素」，有助於分解食物中的脂肪，減輕內臟負擔。解脂酵素也具有配合需要，讓內臟脂肪和皮下脂肪進行燃燒的功能，是控制體重、減肥時不可或缺的食品。

山藥

消化碳水化合物 含豐富澱粉酶

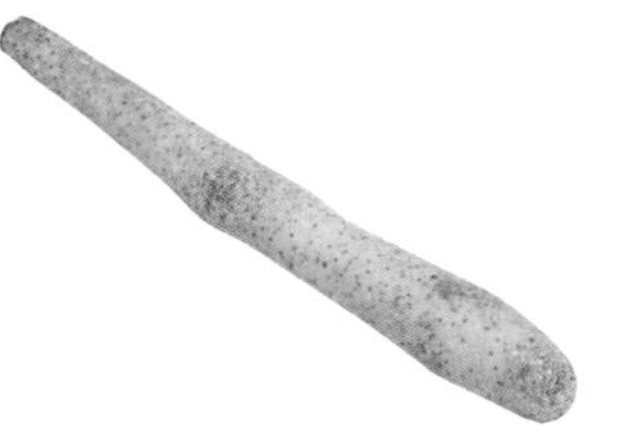

養瘦秘密 ★每100公克 → 73大卡熱量

山藥含有「澱粉酶」，可以分解澱粉，製造出成為身體能量來源的消化酵素。從食物中補充澱粉酶，可以提升體內消化酵素，幫助腸胃運作；尤其聚餐大吃後，造成胃部食物堆積，多攝取消化酵素就能改善。

第3類 排水消腫 4種食物開心吃法

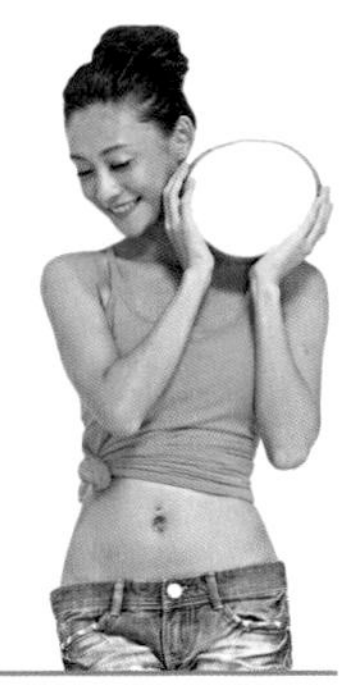

肥胖者大多有水腫的現象，但水腫會發生在各種身型的人身上，不僅會增重，肌膚看起來也不緊實、呈現老態，對腎臟的負擔也很嚴重。**除了不運動、代謝不良外，錯誤的飲食習慣也是水腫的原因**，例如常吃冰、喜歡吃重鹹、經常半夜喝太多水等。

能夠從日常飲食方法著手改善，能大大防治水腫問題。好比容易水腫的人大多屬於寒性體質，新陳代謝很差，要盡量少吃會讓體質變冷的寒涼性食物，多吃能夠加速代謝的食物；控制鹽份和重口味食物也是關鍵，不然難免要一邊喝水、配湯、加白飯……這如何保持身材啊！

紅豆

助循環、消浮腫
富含多種營養素

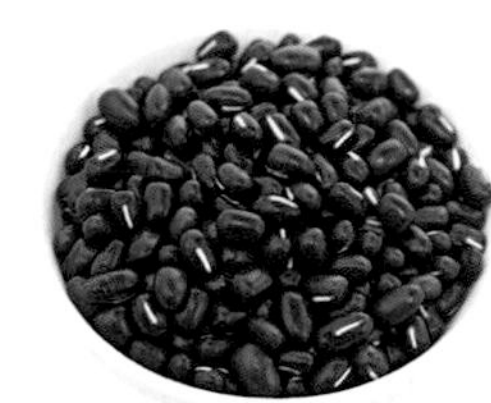

養瘦秘密 ★每100公克 → 310大卡熱量

紅豆屬於高蛋白、低脂肪的高營養穀類食品，含有蛋白質、澱粉、脂肪、膳食纖維、維生素B、E和微量元素；富含鐵質可補血潤色、促進血流、強化體力。中醫則認為紅豆利水消腫、健脾止瀉、改善腳氣浮腫。

蕃茄

利尿、助消化
含優良抗氧化劑

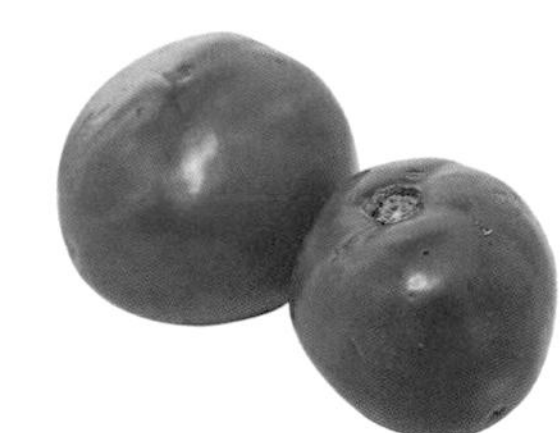

養瘦秘密 ★每100公克 → 35大卡熱量

蕃茄之茄紅素，有助消化、利尿、抑制黴菌生長，為優良之抗氧化劑，能使自由基在造成傷害前失去作用，抗癌效果為β胡蘿蔔素的2倍；對乳癌、肺癌、子宮內膜癌也有抑制效果，亦可對抗胃癌和結腸癌。

冬瓜

調解水份平衡
日稱「減肥聖品」

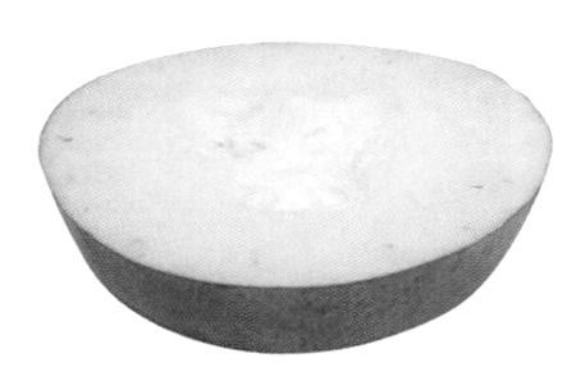

養瘦秘密 ★每100公克 → 13大卡熱量

冬瓜有良好的清熱解暑功效，可以利尿，且含鈉極少，是慢性腎炎水腫、營養不良性水腫、孕婦水腫的聖品。它含有多種維生素和人體所必需的微量元素，可調節體內成份的代謝平衡，預防代謝症候群。

薏仁

減重又美白
促進水份代謝

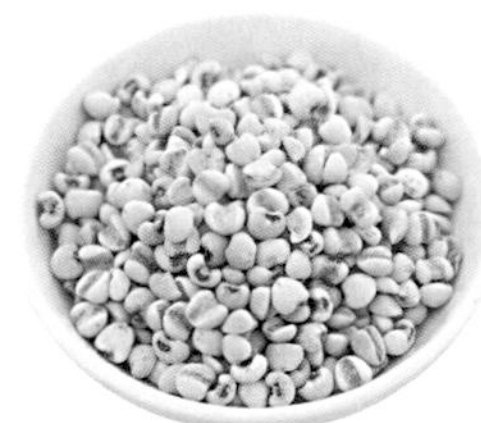

養瘦秘密 ★每100公克 → 373大卡熱量

薏仁富含纖維質、蛋白質、礦物質、維生素B1、B2、油脂、澱粉等，可當代餐；豐富的膳食纖維促進血液、水份新陳代謝，並有助美白退火，一般體質者都適用。但薏仁會造成冷虛，懷孕及經期女性避免食用。

第4類 優質蛋白質4種食物開心吃法

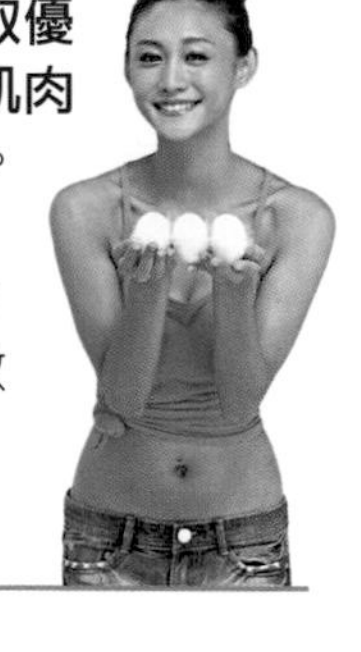

蛋白質對身體的脂肪燃燒、葡萄糖代謝機制，扮演很重要的角色。**攝取優質的蛋白質越多，可以發展更多的肌肉組織，彈性和力度也更棒；提升了肌肉品質，又能導致更好的脂肪燃燒及葡萄糖代謝**，形成健美的「善的循環」。

植物性蛋白質比動物性蛋白質，或乳類蛋白質更具有健康價值，特別是大豆或黃豆！優質蛋白質能增加飽足感，因為蛋白質消化慢，在胃裡的時間較長，相對可減少攝入澱粉或其它熱量。蛋白質還可以誘發飽足感激素「酪酪肽」（PYY），過食肥胖者往往也就是缺少酪酪肽。

★ **每人每天蛋白質的應攝取量（克）＝ 體重公斤 ×（0.8～1.2）**

大豆

消除腹部脂肪 降低壞的膽固醇

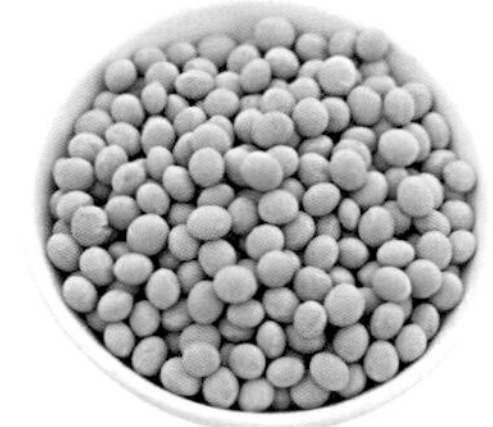

養瘦秘密 ★每100公克 → 384大卡熱量

大豆異黃酮有預防乳癌和抗老作用；2003年《歐洲臨床營養學雜誌》也曾報導，用大豆蛋白代餐可降低總膽固醇、低密度脂蛋白，避免動脈粥樣硬化，腰圍也顯著下降，是目前國際肯定較理想的控制體重代餐。

雞蛋

與蔬菜食用最佳 有助生長發育

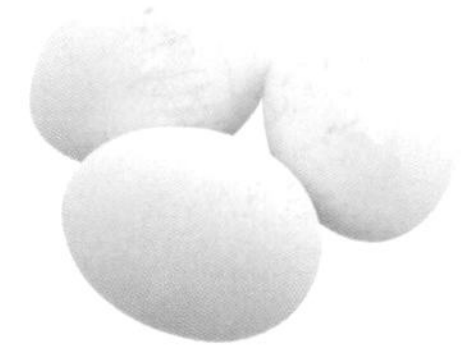

養瘦秘密 ★每100公克 → 142大卡熱量

雞蛋含蛋白質、脂肪、維生素、無機鹽等養份，對人體的生長發育作用極大。其蛋白質是質量、種類、組成中最優質的，對新陳代謝有促進、綜合和彌補的生理作用。建議高纖蔬菜和雞蛋一起吃，能有互補作用。

雞肉

優良蛋白質來源 低脂、低膽固醇

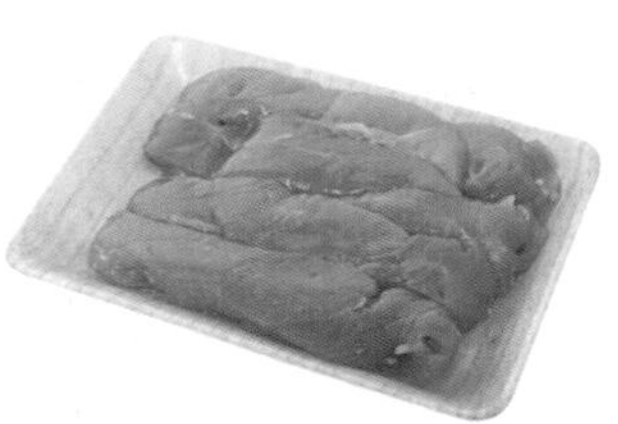

養瘦秘密 ★每100公克 → 121大卡熱量

雞肉可以提供肉品中最優良的蛋白質來源，膽固醇含量也較低。另外，雞肉的好處是脂肪含量非常低，而且脂肪集中在皮下和臟器之間可以見到的黃色脂肪球塊，所以去除這些「雞油」就不會吃下太多熱量。

奶類

長肉不長胖 補充適量奶類

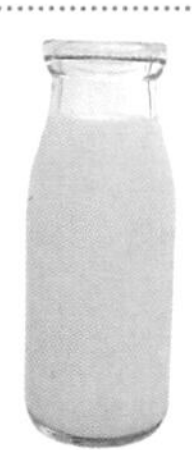

養瘦秘密 ★每100公克 → 41大卡熱量

奶類可選鮮奶或乳酪。每天多喝一杯牛奶，或多吃一小塊乳酪，可補充骨質所需的鈣，和美肌的蛋白質；有案例長期試後讓腹部脂肪減1.3釐米，體重降近1公斤。但避免同時大量喝其它軟性飲料，以免作用抵銷。

低卡均衡！三餐1200大卡・一週塑身菜單

★各餐熱量說明：建議盡量按熱量，早餐為最大餐，晚餐為最小餐。份量說明見下表 →

	早餐	午餐	晚餐	一日總計
週一	・火腿煎蛋三明治1個 ・無糖豆漿1杯 ➡ 448大卡	・炸排骨便當 ・芭樂1個 ➡ 640大卡	・冬粉湯1碗 ・燙青菜1份 ➡ 163大卡	1251大卡
週二	・夏威夷比薩1片 ・蔬菜棒1份 ➡ 370大卡	・五穀飯1碗 ・燙青菜1份 ・牛肉清湯1份 ➡ 350大卡	・蛋煎餅1份 ・無糖綠茶1罐 ➡ 300大卡	1110大卡
週三	・牛肉湯麵1份 ・燙青菜1份 ➡ 493大卡	・雞絲飯糰1個 ・無糖豆漿1杯 ➡ 392大卡	・五穀飯半碗 ・菜脯蛋1份 ・白斬雞肉1份 ・什錦蔬菜湯1份 ➡ 350大卡	1235大卡
週四	・豬肉水餃8顆 ・青菜豆腐湯 ➡ 340大卡	・五穀飯半碗 ・炒高麗菜2份 ・燙豬肉片1份 ・冬瓜湯1份 ➡ 525大卡	・茶葉蛋1顆 ・一片全麥吐司 ・脫脂高鈣鮮奶1杯 ➡ 322大卡	1187大卡
週五	・醬油拉麵1碗 ・燙青菜1份 ➡ 530大卡	・榨菜肉絲麵1碗 ・奇異果1顆 ・無糖綠茶1罐 ➡ 465大卡	・鮪魚三明治1個 ・無糖豆漿1杯 ➡ 265大卡	1260大卡

★上表份量公克數說明：此亦為用餐時建議進食順序 →

類別	❶五穀根莖類	❷蔬菜類	❸水果類	❹蛋豆魚肉類	❺奶類、起士	❻油脂類
份量	1份＝1/4碗	1份＝100公克	1份＝100克	1份＝30克	1份＝240C.C.	1份＝15克

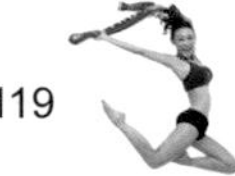

◎月經週期28天的「減重塑身總表」

DAY 1 2 3 4 5 6

・第❶階段・ DAY 1～6 行經期：休息的安靜時期

身體特徵

- 月經來臨，容易水腫，減重停滯。
- 新陳代謝緩慢。
- 乳房脹痛。
- 輕微的腰痠。
- 皮膚顯得乾燥、缺乏光澤。

▲P60左右美腰

飲食建議

- **宜多吃**：含鐵食物，如豬肝、海帶、豬血、菠菜、葡萄等，但要控制每餐份量。
- **宜多吃**：綠色蔬菜含纖維多、助代謝，有飽足感。
- **禁忌吃**：冰品、寒涼性食物（瓜類、白菜、柑橘、生魚片等）會讓經血不能順利排出，也會使基礎代謝率下降，對減重不利。

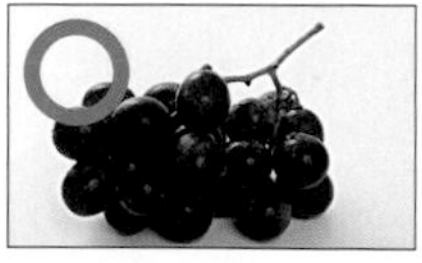
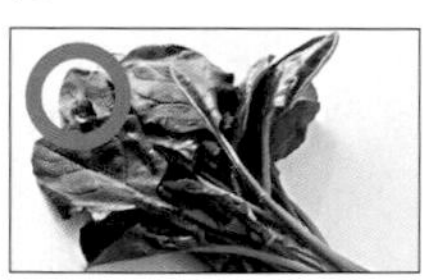
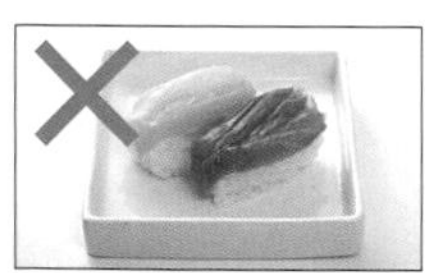

運動建議

- 避免劇烈、震動過大的運動。
- 以緩和的伸展運動為主。
- 建議每天運動做操20分鐘。

毛巾操建議

- P53暖身大伸展
- P60左右美腰

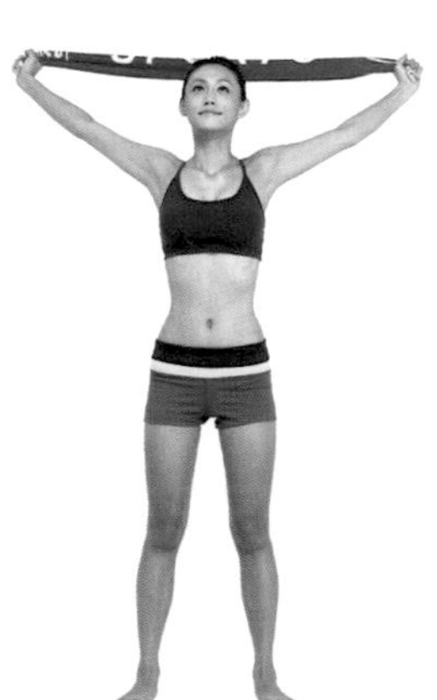
▲P53暖身大伸展

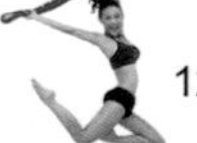

生理期4階段 各有適合的塑身操和飲食

目前在台灣，約有1/3的成人有肥胖的問題，已婚者的情況更嚴重。肥胖不僅影響人的外貌和自信，更容易引發多種身心症，如糖尿病、高血壓、心臟病、腦中風、乳癌、不孕症、憂鬱症等。其中，**男性對減重的自我意識太差，女性「只要瘦」的意識則是偏差。女性想減重者比男性多很多，偏偏女性要減重成功，需要比男性更努力兩、三倍。**

尤其，女性的28天月經期，對減重是一大考驗，因為月經來臨前後，身體的荷爾蒙變化很大，常常造成代謝紊亂，而影響減重成效。本單元就透過認識生理週期當中的4階段，因應各身體特徵來安排合拍的運動和飲食，便可以穩定並提升減重效果。

DAY 7　8　9　10　11　12　13

・第❷階段・ DAY 7～13　經後期：減重的最佳時期

身體特徵

- 體溫較高。
- 新陳代謝加快。
- 皮膚變得細緻、有光澤。
- 減重最佳黃金時期。

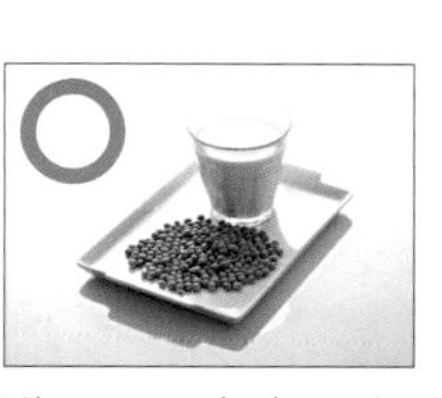

飲食建議

- 飲食控制得宜即體重容易下降。
- 每日攝取總熱量控制從1500大卡降為1000大卡，每日減少熱量500大卡，一個月可減重0.5～1公斤。
- **宜多吃**：蛋白質食物吃了比較不會餓，如白煮蛋、水煮雞魚、豆奶等；有助修護身體、長肌肉，讓肌肉和皮膚都緊實。
- **宜少吃**：澱粉類食物要減量，如飯、麵包、麵條、蛋糕等。
- **禁忌吃**：油炸物是身材大忌。料理方法以生食或涼拌保有天然酵素，或清蒸、水煮、無醬料火烤為佳，青菜盡量採用生食、半水油炒。

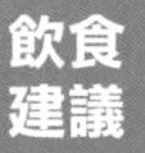

運動建議

- 可進行高強度運動。
- 著重出汗、燃脂減重效果，雕塑健美運動更佳。
- 建議每週運動做操3次，每次30分鐘以上。

毛巾操建議

- P84～105雕塑毛巾操

▲P92上身轉腰

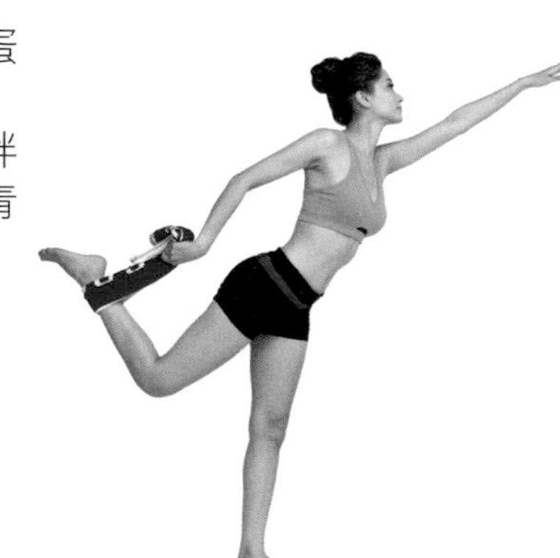

▲P102勾腳伸手

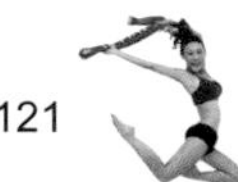

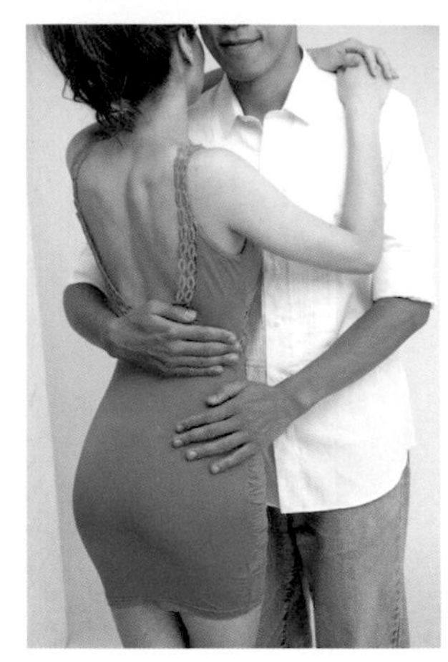

◎月經週期28天的「減重塑身總表」

DAY 14 15 16 17 18 19 20

・第❸階段・ DAY 14～20 排卵期：慢慢減重的時期

身體特徵

- 進入減重平快期，較緩慢但持續有效。
- 皮膚開始出現油膩、暗沉、粉刺、粗糙問題。
- 精神體力很好，食慾也漸增，要注意食量不要暴增。

飲食建議

- **宜多吃**：食慾增加時，多選擇低卡高纖食物：仙草、蒟蒻、竹筍、黑木耳、西芹等，明顯增加飽足感。
- **禁忌吃**：避免辛辣燥熱的食物，如辣椒、大蔥、大蒜、胡椒、生薑、肉桂。

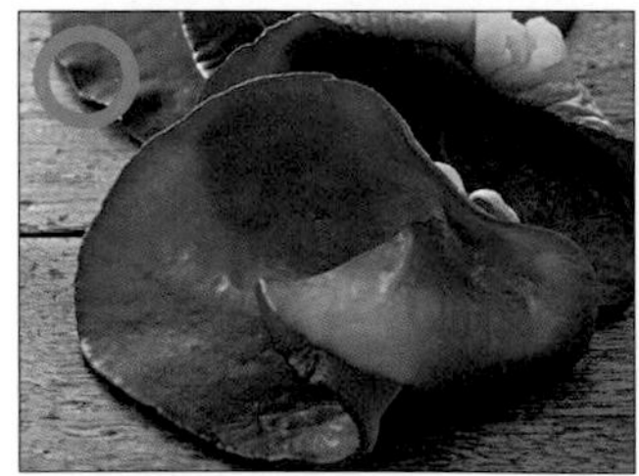

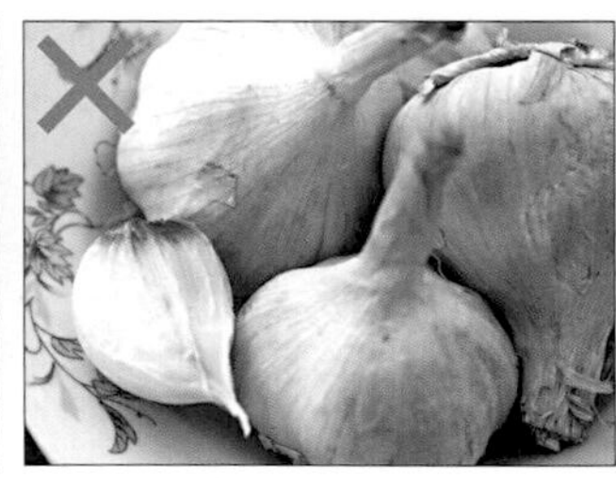

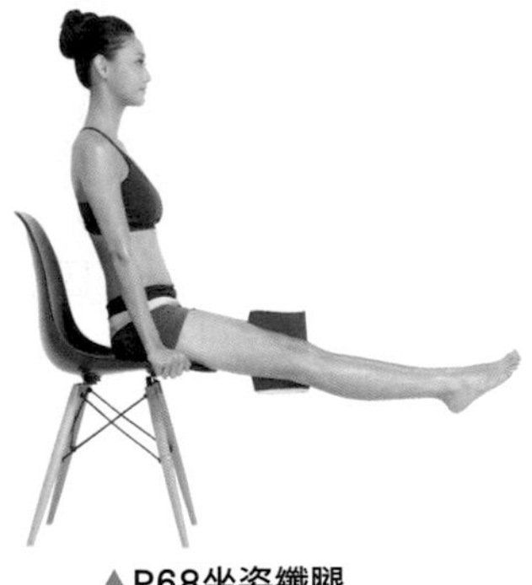

▲P68坐姿纖腿

運動建議

- 利用排卵期，建議多做瘦腿運動。
- 此時做操可比平時多消耗16%熱量，減去更多腿肚的脂肪，也避免水腫。

毛巾操建議

- P68坐姿纖腿
- P70抬腳扳腳趾
- P100～105美腿雕塑操

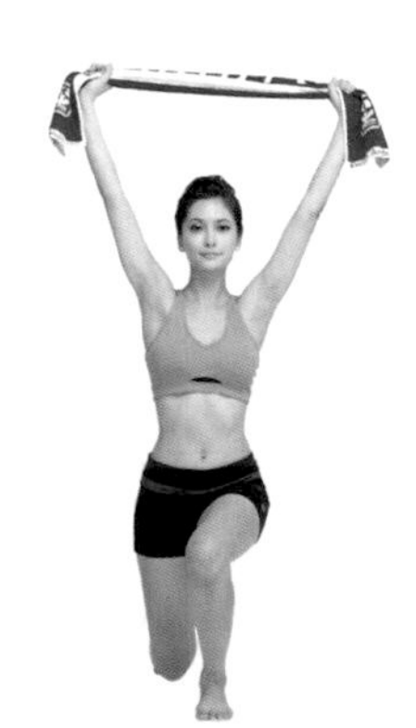

▲P104高舉下蹲

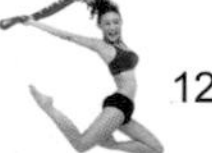

經前期 一次性愛可消耗400大卡！

雪梨大學的醫學專家經實驗發現，月經來臨前的幾天，「性愛」能有效緩解女性「經前症候群」的不良情緒，以及減少腹脘脹氣。此時一次完美的性愛，能幫妳消耗約400大卡熱量，足量的下體運動還可讓小腹縮小！可見**「PMS期」雖然有很多不安的身心情緒，但盡情享受性愛還是有好處的。**

「PMS經前症候群」全名Premenstrual Syndrome，據調查，世上有八成女性都經歷過PMS，四成女性每個月都有不同程度的PMS，主要症狀為緊張、抑鬱、胸部脹痛；PMS發生時間約在月經前5天，這5天一般是「性愛安全期」，如果月經週期都很規律的話，可以此參考推算。

DAY 21 22 23 24 25 26 27 28

・第❹階段・ DAY 21～28 經前期：身體最腫的時期

身體特徵

- 進入減重緩慢期，甚至因為水腫而體重增加。
- 皮脂、黑色素分泌旺盛，角質堆積、毛孔粗大，粉刺和痘痘全報到！
- 因內分泌作用旺盛，容易心情浮躁。此時各種身心不適綜稱「經前症候群PMS＝Premenstrual Syndrome」。

飲食建議

- **宜多吃**：利水消腫的食物如：薏仁、綠豆、紅豆、冬瓜等可多吃。
- **宜多吃**：花生、腰果等含鎂食物有助消除浮腫，可補充經前症候群體內常缺少的微量元素鎂。
- **宜多吃**：大量的鈣有益月經週期順行，如：優酪乳、起司等低脂奶製品。

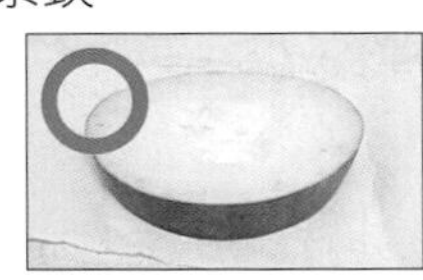

運動建議

- 因為荷爾蒙密切作用，會感覺乳房在經前期「有點腫脹」，可多做擴胸、提胸體操讓乳腺和淋巴暢通，有助防癌和發展「事業線」。
- 多做有助排水的有氧體操，如毛巾操、瑜伽。

毛巾操建議

- P86～91美胸雕塑操
- P56～71燃脂排水操

▲P90躺椅美胸

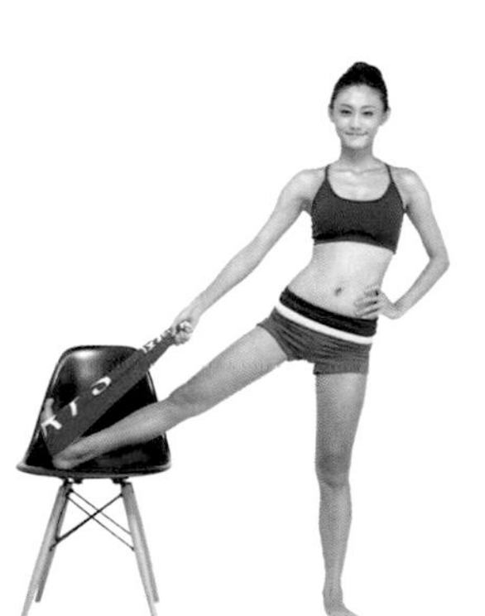

▲P70抬腿扳腳趾

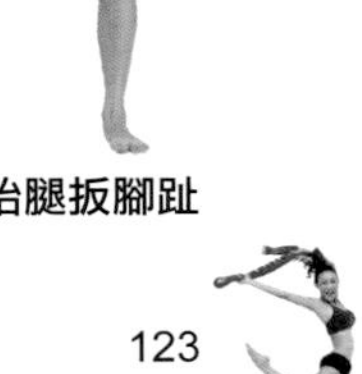

呂醫師門診常見Q&A——

瘦不了的原因？這樣聰明吃‧健康瘦！

1

Q: 最近流行的「低熱量減肥法」為什麼很快復胖？

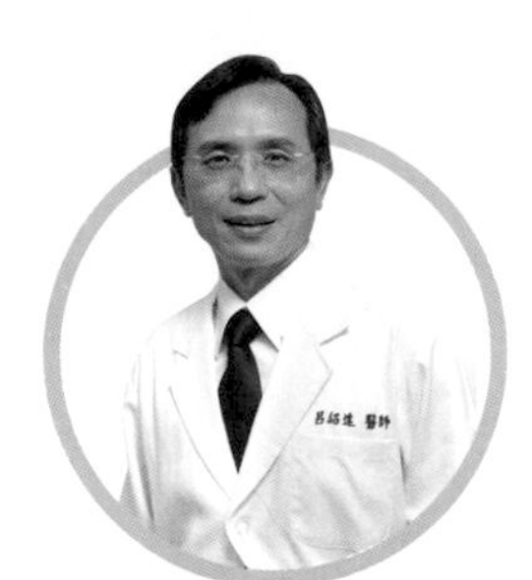

A: 低熱量減肥法是指每天僅攝取600～800大卡來減重，比正常值少了一半的攝取量；剛開始也許有效果，但一陣子就會停止，體重往往反撲多更多。**「熱量不足」、「餓肚子」會降低人體基礎代謝率，常在下一餐吃更多，且體內細胞也會搶著吸收和囤積熱量，產生越減越肥的「溜溜球效應」！**也有人只吃肉（蛋白質）求減重，無形中吸收過多蛋白質而對腎臟造成負擔，不可不慎！

2

Q: 水果熱量低，又養顏美容，多吃沒關係吧？

A: 吃水果要小心4個陷阱：**①要控制攝取份量，**水果含高糖類（瓜類、香蕉、芒果、荔枝、榴槤等）、高脂肪的也不少（酪梨、椰子、桑椹、櫻桃等）。**②低甜度不表示低糖份，**水果的甜度與成份無關，像芭樂也不宜拚命吃。**③果汁是減重者天敵，**因為一杯果汁由多顆水果打成，份量變多，而且果汁欠缺纖維質，單喝少了飽足感，很容易喝更多，或又吃別的食物。**④勿吃醃漬水果，**醃漬水果添加的糖鹽醃料熱量是天然水果的好幾倍，且製作過程難確保衛生無虞。

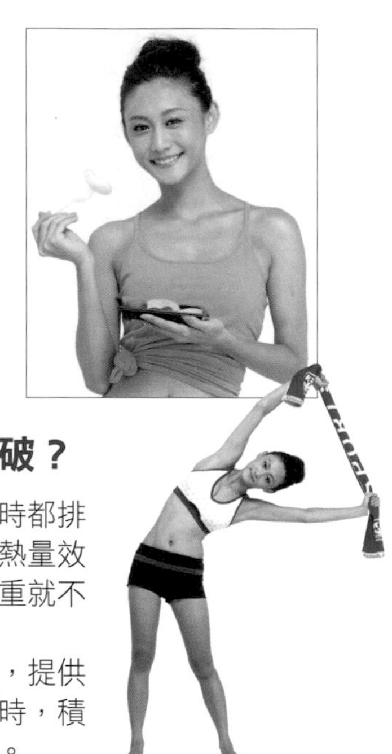

3

Q: 「減肥停滯期」期間飲食上應該怎麼調整才能突破？

A: 通常減重初期的效果較明顯，因為累積的廢物、毒素、水份此時都排出去。當一段時間後，身體會產生適應現象，積極吸收並重新分配熱量效用，同時降低基礎代謝率，於是體內熱量又達到新的平衡狀態，體重就不再下降，進入「減肥停滯期」，是為生理保護機制。

停滯期期間，飲食應該著重蛋白質食物的攝取，並輔助足量的蔬果，提供身體所需的胺基酸、維生素及礦物質，來提高代謝力和活躍度。同時，積極的搭配運動做操，可以重新提升基礎代謝燃脂，盡早突破停滯期。

4

Q: 正在哺乳期的媽咪，想減重又要顧及寶寶營養，該怎麼吃？

A: 除了成年女性一天應攝取的1500大卡，哺乳的媽媽每天需要額外攝取500大卡的熱量，來提供寶寶充足的奶水。事實上，製造乳汁的熱量需求不只500大卡，但是身體會利用懷孕時期儲存的熱量和脂肪來製造乳汁，所以**哺乳的媽媽不需要刻意節食減重，也可以慢慢瘦回來。**但飲食建議上，盡量攝取蛋白質類、蔬果類為主，澱粉只要少量。

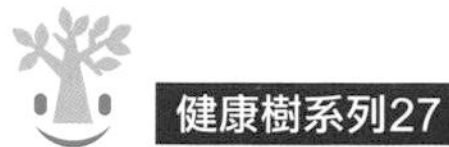

史上最強！S曲線塑身毛巾操

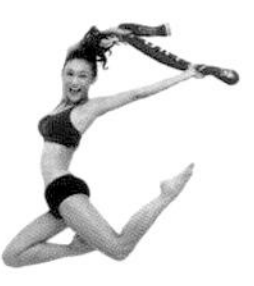

國家圖書館出版品預行編目資料

史上最強！S曲線塑身毛巾操 / 呂紹達作. -- 初版.
-- 新北市中和區：蘋果屋, 檸檬樹, 2011.10
面； 公分. －（健康樹系列；27）
ISBN 978-986-6444-36-4（平裝）
1. 健身操 2. 運動健康 3. 減重塑身
411.711 100017456

作者 呂紹達醫師
執行編輯 楊麗雯・陳宜鈴
動作示範 思妮・Mona（多利安）
封面內頁設計 何偉凱
平面攝影 阿志（子宇影像工作室）
人物插畫 525工作室
光碟攝影後製 洋果影像工作室
化妝 賴韻年（0931-124-808）
服裝提供 Easyoga
毛巾提供 永達昌股份有限公司（Kinloch Anderson 金・安德森100%純棉運動毛巾）

發行人 江媛珍
發行者 蘋果屋出版社 檸檬樹國際書版有限公司
地址 新北市235中和區中和路400巷31號1樓
電話 02-2922-8181
傳真 02-2929-5132
電子信箱 applehouse@booknews.com.tw
蘋果書屋 http://blog.sina.com.tw/applehouse/
臉書 FACEBOOK http://www.facebook.com/applebookhouse

社長 陳冠蒨
副總編輯 楊麗雯
編輯 陳宜鈴・雷凱莉
美術編輯 何偉凱
行銷宣傳主任 黃祺媛
會計行政 黃美珠

製版・印刷・裝訂 詠富資訊科技有限公司
法律顧問 第一國際法律事務所 余淑杏律師

代理印務及全球總經銷 知遠文化事業有限公司
地址 新北市222深坑區北深路三段155巷25號5樓
電話 02-2664-8800
傳真 02-2664-8801
網址 www.booknews.com.tw博訊書網

ISBN：978-986-6444-36-4
定價：280元
版次：2011年10月初版
劃撥帳號：19919049
劃撥戶名：檸檬樹國際書版有限公司
※單次購書金額未達1000元，請另付40元郵資。

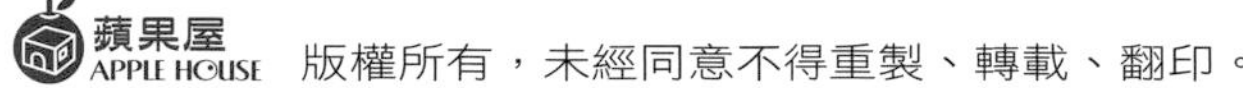